汉竹·亲亲乐读系列

# 怀孕坐月子
# 百科

王琪 主编

汉竹 编著

U0352974

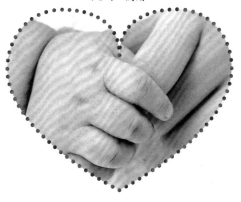

汉竹图书微博
http://weibo.com/hanzhutushu

读者热线
400-010-8811

江苏凤凰科学技术出版社 | 凤凰汉竹
全国百佳图书出版单位

# 100分准爸爸孕期一定要做的 **40** 件事

每做一件打个勾

☐ 1. 陪孕妈妈做每一次孕期检查，了解孕期保健信息。

☐ 2. 戒烟、戒酒、戒药物。

☐ 3. 和孕妈妈一起阅读孕产保健方面的书籍。

☐ 4. 陪孕妈妈一起去孕妇学校学习。

☐ 5. 找些轻松的节目共同参与，丰富孕妈妈的生活情趣。

☐ 6. 和孕妈妈一起制定孕期日程表，罗列每个月该做的事情。

☐ 7. 节制性欲，避免孕早期（1~3个月）和孕晚期（8~10个月）进行性生活。孕中期房事要适度。

☐ 8. 主动下厨房，做孕妈妈爱吃的饭菜。

☐ 9. 温柔体贴孕妈妈，安抚她不安的情绪。

☐ 10. 带孕妈妈买双舒适好穿又防滑的平底鞋。

11. 提醒孕妈妈出入、搭车要留意安全。

12. 跟一些已经当爸爸的同事、朋友交流，吸取经验。

13. 多给孕妈妈鼓励和赞扬，帮助她建立面对孕期生活的信心。

14. 留意调节婆媳关系，尽量多花些时间陪孕妈妈消遣娱乐。

15. 对有妊娠反应的孕妈妈，准爸爸要多准备些小零食。

16. 给孕妈妈添置防辐射衣、电脑防辐射屏等用品。

17. 叮嘱孕妈妈远离家中的辐射源：微波炉、电脑、电热毯等，听音响、看电视时要保持一定的距离。

18. 主动洗衣服，清洁浴室、厕所，不让孕妈妈碰洗涤剂、消毒剂。

19. 每天早晨陪孕妈妈到附近的公园或者绿地广场散步。

20. 挑选漂亮的孕妇装送给孕妈妈当礼物。

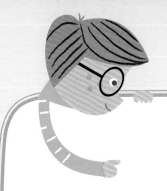

21. 每天跟胎宝宝说话，"抚摸"胎宝宝，给胎宝宝听胎教音乐。

22. 协助孕妈妈做好孕期的自我监护：量体重、数胎动。

23. 陪孕妈妈一起计划婴儿房的布置，一起挑选婴儿用品。

24. 陪同孕妈妈参加产前培训课程，了解有关分娩的正确知识。

25. 多与孕妈妈谈心，交流彼此的感觉。

26. 帮孕妈妈按摩，揉揉后背、肩，按摩腿和脚。

27. 宽容对待孕妈妈的抱怨和牢骚。

28. 帮孕妈妈选几张胎教光盘；闲暇时间哼唱几首歌给胎宝宝听。

29. 保证孕妈妈的睡眠与休息时间，并鼓励她做适当的活动。

30. 与孕妈妈一起为宝宝起名字。

☐ 31. 与孕妈妈一起学习有关分娩、产后护理及新生儿的知识。

☐ 32. 提前为孕妈妈准备好分娩的必需用品。

☐ 33. 确认分娩时交通工具的安排。

☐ 34. 多给孕妈妈鼓励和勇气，放松孕妈妈的紧张情绪。

☐ 35. 布置好清洁舒适的房间。

☐ 36. 动手挂一些可爱的娃娃画像、小贴纸。

☐ 37. 换一个温馨的窗帘。

☐ 38. 接送孕妈妈上下班。

☐ 39. 检查宝宝的用品是否齐全。

☐ 40. 备足一切生活用品及营养品。

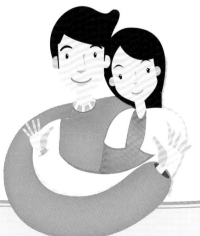

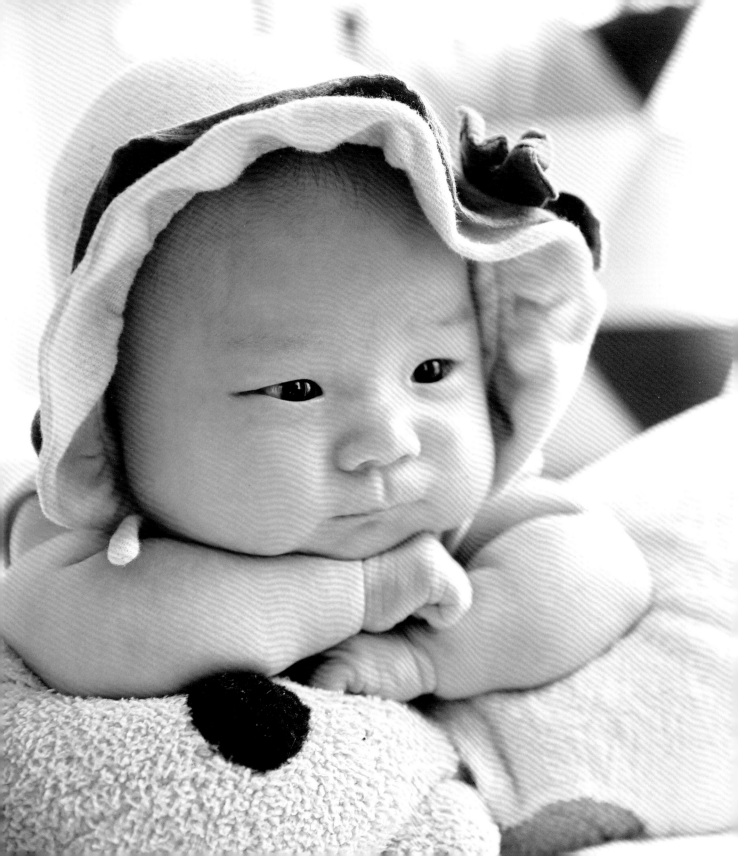

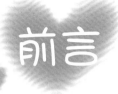

前言

不知道怀孕，拍了胸片，怎么办？

二胎害喜反应不一样，有点担心，怎么办？

生孩子到底有多痛，怎样才能缓解疼痛？

月子里，怎么吃既不增重，又能保证营养？

二宝出生后，大宝特别爱闹，怎么办？

……

还在担心孕期、产后会遇到的各种问题？翻开本书，你想知道的都在里面。

本书时间跨度较大，囊括了怀孕、分娩、坐月子、新生儿的所有内容。但并非全而不精，相反，内容上更加注重细节的把握。全书内容力求全而细，向你详尽地讲解和介绍个中内容。孕期，每月大事、产检、营养、生活细节一一列出，让你安心养胎、科学孕育；分娩，产前准备、分娩方式、缓解阵痛、准爸爸陪产等内容，让你轻松应对分娩；月子护理、饮食，教你坐好月子，受益终身；新生儿护理和喂养，使你不再手足无措，照顾宝宝更加得心应手。此外，针对二胎孕妈妈怀孕、分娩、育儿的内容，本书也给予了细致的讲解，使得妈妈们能够合理安排好自己的生活，完成从孕妈妈到母亲的角色转变。

不管你是正处于孕期，还是即将分娩，亦或是月子期间，本书都将陪伴着你，为你答疑、解惑，让你轻松应对，坦然面对。

这是一本适合孕妈妈和新妈妈阅读的孕产期指导书，在这里，你能搞定孕期、分娩、产后的各种问题，收获属于自己的那份快乐和幸福。

# 目录

## 第一篇
## 怀孕：了解多一点，担心少一点

### 孕1月　你信吗？幸福总是说来就来

### 孕2月　害喜，让妈妈的心好柔软

# 孕 3 月　感恩，两颗心一起跳动的日子

## 孕早期：黄体酮和人绒毛膜促性腺激素是个啥

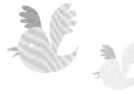

# 孕4月　管住嘴，迈开腿

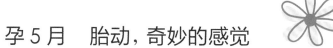

# 孕5月　胎动，奇妙的感觉

# 孕6月 晒大肚,秀幸福

# 孕7月　妈妈好心情，宝宝好性格

## 💕 孕中期：体重增长过快和过慢都不好 💕

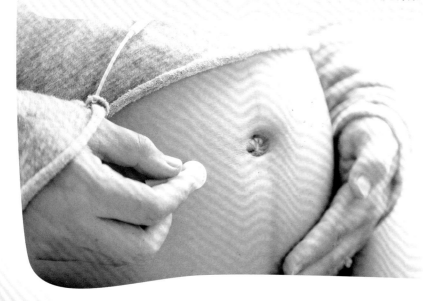

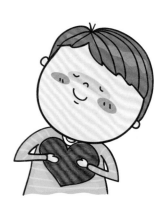

# 孕8月　爱上爸爸的声音

# 孕9月　加油，坚持就是胜利

# 孕10月　给宝宝一个最温暖的怀抱

## 孕晚期：坚持自测胎动，这很重要

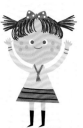

## 二胎妈妈孕事儿

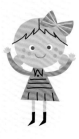

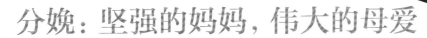

# 第二篇

## 分娩：坚强的妈妈，伟大的母爱

### 产前准备，怎么充分都不过分

### 顺还是剖？适合的才是最好的

# 第三篇
## 坐月子：你的恢复最重要

### 产后护理，做回漂亮妈妈

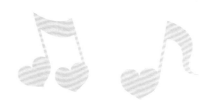

# 产后会补，只增营养不增重

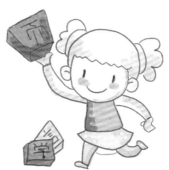

# 第四篇
## 照顾新生儿，当然没问题

### 宝宝咋和我想得不一样

### 手把手教你护理新生儿

# 喂养，宝宝健康第一步

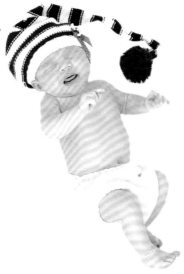

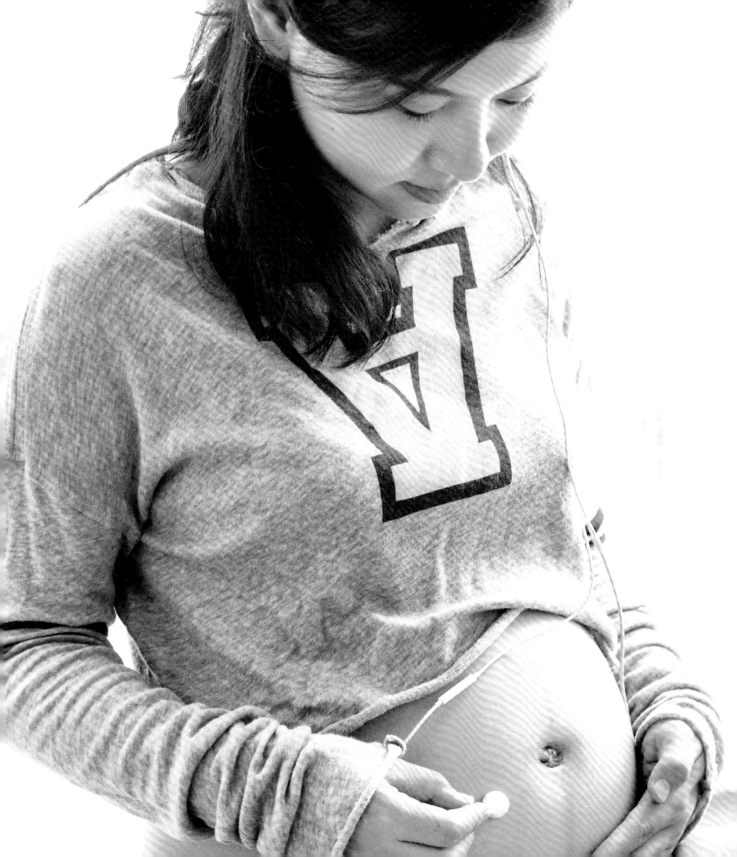

# 第一篇

## 怀孕：了解多一点，担心少一点

不知道怀孕，拍了胸片，怎么办？

得了甲亢，对宝宝有影响吗？

二胎害喜反应不一样，有点担心，怎么办？

......

得知怀孕了，全家人都沉浸在这幸福的喜悦中，孕妈妈是不是既高兴，又有些紧张呢？孕期你可能遇到许多新的问题，别担心，跟随我们的脚步，一起来了解一些孕期的事情吧。你所关注的、疑惑的、担心的，我们都会为你找到答案。孕妈妈多了解一些，消除不必要的焦虑，担心也会少一点。孕期，做个开心快乐的孕妈妈，对胎宝宝才是最好的。

# 孕1月 你信吗? 幸福总是说来就来

亲爱的爸爸妈妈:

　　妈妈, 如果一切正常, 这个月我就会在你身体里扎根了, 你可能一点儿感觉都没有, 但随着我的成长, 你的身体会发生一系列变化。在这个月, 如果妈妈出现疲乏、无力、嗜睡的症状, 千万不要乱吃药, 那是我给你的小小暗示。

　　在孕1月里, 实际上, 绝大多数孕妈妈都不知道自己怀孕了。这个月, 对孕妈妈来说, 没有很明显的变化, 但没有变化不等于没有怀孕。妈妈, 你还是要了解在这个月里, 我是怎样形成的。我害怕各种不良情绪和药物的刺激, 妈妈要避免这些不利因素, 随时准备迎接我的到来哦。

　　即使妈妈没有察觉, 我也会健康成长, 到本月末, 我的体重会达到 1 克左右啦!

——你们的宝贝

# 再忙也要看的本月大事表

## 孕1月（1~4周）

宝贝，妈妈还不知道你来了，但我会以最佳的状态迎接你，我要用心保护你。

| | 胎宝宝在长 | 孕妈妈在变 | 本周特别注意 | 饮食要点 | 适宜的运动 |
|---|---|---|---|---|---|
| **孕1周** | ★ 胎宝宝还没开始形成<br>胎宝宝以卵子和精子的形态分别存在于妈妈和爸爸的体内 | ★ 没有什么变化<br>精子和卵子尚未"相遇"，孕妈妈没有任何变化<br>★ 应对招数<br>调整心态，随时准备迎接宝宝的到来 | ★ 关注排卵期<br>坚持测量基础体温和使用排卵试纸，排卵期同房，受孕概率更大<br>★ 记录本月末次月经日期和夫妻同房时间 | ★ 每天摄入800微克叶酸<br>★ 少在外就餐<br>尽量不在外面就餐 | ★ 散步、简单伸展操<br>这些运动随时可以进行，且动作都较缓慢，非常适合备孕期女性 |
| **孕2周** | | | | | |
| **孕3周** | ★ 受精卵分裂<br>精子和卵子"相遇"，并快速成长为受精卵，在它开始分裂的同时，慢慢移向子宫 | ★ 暂时感觉不到任何变化<br>受精卵开始分裂，子宫、乳房大小及形态还和没怀孕时一样<br>★ 应对招数<br>饮食、生活上多注意 | ★ 衣食住行多加小心<br>不要穿过紧的衣服和高跟鞋；不要化妆；不要乱吃药；尽量远离辐射强的地方<br>★ 保持心情稳定、愉快 | ★ 生冷食物少吃<br>★ 重点补充维生素<br>调整饮食结构，补充各种维生素 | ★ 散步、孕妇操、肩部运动和颈部运动<br>这些运动适合孕早期的妈妈，运动中如有不适应及时停止 |
| **孕4周** | ★ 受精卵植入子宫<br>受精卵的植入过程基本完成，形成了胚芽或胚胎。羊膜囊、羊膜腔和卵黄囊也已发育完毕<br>★ 宝宝身长<br>约0.15毫米 | ★ 出现类似感冒症状<br>孕妈妈可能会觉得疲倦，容易累。有些孕妈妈会出现发热、畏寒、无力等类似感冒的症状<br>★ 应对招数<br>慎用药物 | ★ 有感冒症状要谨慎<br>切忌盲目用药 | ★ 每天（2200+400）千卡热量<br>要保证热量的充分供给<br>★ 摄入优质蛋白<br>可多吃鱼类、肉类、乳蛋类以及豆制品等 | |

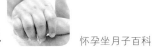

# 孕 1 月产检全知道

当孕妈妈在家用试纸测试出怀孕后，还应该到医院做相应的检查进行证实，以便确定怀孕周数，并及时得到保健指导。

## 本月产检项目

| 产检项目 | 检查内容和目的 | 标准值 |
| --- | --- | --- |
| 血液检查（HCG） | 确认是否怀孕，卵子受精后 7 日即可在血清中检测出人绒毛膜促性腺激素（HCG） | 人绒毛膜促性腺激素（HCG）参考值<br>非怀孕：0~4.9 mIU/ml<br>怀孕 3 周：5.4~72 mIU/ml<br>怀孕 4 周：10.2~708 mIU/ml |
| 了解家族病史 | 过去用药的历史及医院就诊的一般记录，个人家族疾病史 | 为了宝宝健康，千万不要对医生隐瞒自己的病史 |
| 血压检查 | 孕妈妈血压过低和血压过高都不利于怀孕，需及早检查 | 正常血压为：<br>收缩压（即高压）90~140 mmHg<br>舒张压（即低压）60~90 mmHg |
| 体重检查 | 测算身体质量指数（即 BMI）：<br>BMI ＝体重（千克）／身高（米）$^2$ | BMI 小于 19.8，属于低体重孕妈妈<br>BMI 介于 19.8 到 26 之间，属于正常体重孕妈妈<br>BMI 大于 26，属于高体重孕妈妈 |
| 验尿 | 主要检查血糖、尿蛋白、有无泌尿系统感染等 | 尿蛋白（阴性）：尿液中没有白蛋白，或 24 小时尿蛋白定量 <0.5 g |

注：以上产检项目和数值可作为孕妈妈产检参考，具体产检项目以各地医院及医生提供的建议为准。

## 专家解读产检报告

有些女性孕初期 HCG 比较低，用试纸测出线条颜色比较浅，无法判断是否怀孕。这种情况下可以去医院验血检查，通过分析 HCG 和黄体酮数值判断是否怀孕。通常来说，采用验血的方法是最准确的。未怀孕的女性，血液中 HCG<5 mIU/ml，在怀孕最初 3 个月，HCG 水平每 $(2.2\pm0.5)$ 天约升高 1 倍，黄体酮在孕期也会明显增高。

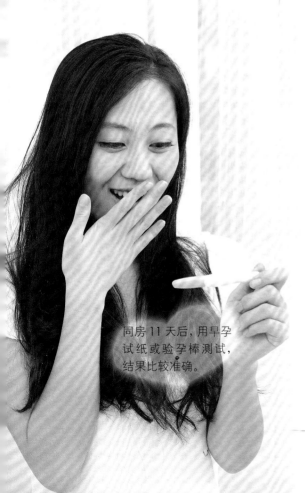

同房 11 天后，用早孕试纸或验孕棒测试，结果比较准确。

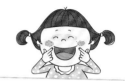

## 让你一次就通过的小秘密

▶ **早孕试纸法验孕小秘诀**

**1** 确定早孕试纸是否过期。

**2** 量采早晨的第一次尿液进行检测，如果第一次排尿时没有及时检测，也要确保尿液在膀胱中起码 4 个小时之后再用来检测。

**3** 不要为了增加尿液而喝过多的水，这会稀释激素的水平。

**4** 药物可能会影响测试的结果，所以尽量不要在服用药物后检测。

**5** 用早孕试纸的时间最早是在同房后 6 天，如果想得到比较准确的结果，那么最好在同房 11 天后再测。

即便是用早孕试纸验出了已经怀孕，也最好到医院再做个正规的检查，以最终确定是否怀孕，毕竟自己在家验孕是存在误差的，而且正规品牌的验孕试纸本身准确率也只有 85%~95%；另外，如果是宫外孕，早孕试纸是测不出来的，所以还是要去医院确认一下检测结果。

▶ **抽血法验孕小秘诀**

血液检查跟尿检的原理差不多，都是通过体内 HCG 的变化来判断是否怀孕。一般可于同房后 20 天左右，去医院做血 HCG 检查血液中血 HCG 的含量。检查时不需要空腹。

# 孕期营养补充宜与忌

孕 1 月，吃得多不如吃得好，由于此时胎宝宝还很小，不需要孕妈妈大补特补，只要保证饮食营养均衡、全面，膳食结构合理即可，孕妈妈可以根据自己的食欲和喜好来选择食物的种类。

## 孕 1 月科学膳食结构表

### 五谷类
**200~300 克**

和孕前基本保持一致就可以，主食应米面、杂粮、干豆类掺杂食用，粗细搭配

### 蔬菜类
**300~400 克**

应多选用绿叶蔬菜，可补充叶酸

### 水果类
**100~200 克**

适当食用不同种类的水果，帮助排毒，提高机体抵抗力

### 鱼类和海鲜
**65 克**

一周吃两三回就可以，含汞高的鱼尽量别吃

### 畜禽肉类
**50 克**

牛肉、鸡肉、鸭肉、猪瘦肉都是不错的选择

### 食盐
**4~6 克**

记住 6 克是上限，孕妈妈如果掌握不好量，记得少盐就可以了

### 大豆和坚果类
**40 克**

大豆及豆类制品均可，每天 1 杯豆浆、1 小块豆腐或者 1 小把开心果、2 颗核桃即可

### 油脂
**25 克**

选择包括亚麻油、橄榄油或茶子油在内的多种植物油，基本每天炒菜的用油就能满足

### 奶类
**150~200 克**

每天保证喝 1 杯牛奶

### 蛋类
**50 克**

大致相当于 1 个鸡蛋的重量

## ▶ 孕妈妈每日食物表推荐

| 餐次 | 食谱推荐 | 所含营养素 | 食物替换 |
| --- | --- | --- | --- |
| 早餐 | 燕麦南瓜粥 1 碗，鸡蛋 1 个，粗粮面包 3 片 | 锌、碳水化合物、热量、膳食纤维、蛋白质 | 不喜欢燕麦的人，可以换成大米或小米 |
| 中餐 | 米饭 1 碗，清蒸武昌鱼小半盘，香菇炒油菜小半碗，鲜虾翡翠豆腐汤小半碗 | 蛋白质、维生素、钙、叶酸等 | 不喜欢清蒸口味，也可以红烧武昌鱼 |
| 晚餐 | 豆腐馅饼 1 个，芦笋口蘑汤 1 碗 | 蛋白质、维生素、卵磷脂 | 芦笋口蘑汤可换成西红柿鸡蛋汤 |

## 本月主打营养素

　　孕1月，孕妈妈饮食要注意营养全面丰富，结构合理，膳食中应该含有人体所需的多种营养物质，包括蛋白质、脂肪、碳水化合物、各种维生素和矿物质等，尤其要保证维生素C的充分摄入，以提高孕妈妈的抵抗力。

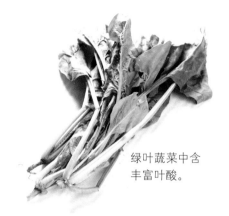

绿叶蔬菜中含丰富叶酸。

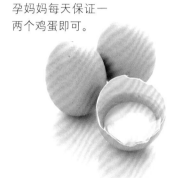

孕妈妈每天保证一两个鸡蛋即可。

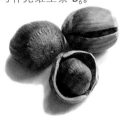

孕妈妈适当吃榛子，可补充维生素B$_6$。

### ▶ 叶酸——防畸主力军

　　供给量：孕前要补叶酸，孕后头3个月内还要继续补充。此时所需要的叶酸含量每日为600~800微克，最高不能超过1000微克。同时，孕妈妈也要适当摄入一些富含叶酸的食物，如每天吃3~5个板栗或每天1份油菜烧香菇等。

　　食物来源：叶酸普遍存在于绿叶蔬菜中，如油菜、圆白菜等；水果中橘子和香蕉也含有较多叶酸；动物肝脏、牛肉中含有的叶酸也较多；还可在医生的指导下服用叶酸增补剂。

### ▶ 卵磷脂——让宝宝更聪明

　　供给量：充足的卵磷脂可提高脑细胞传递信息的速度与准确性，是胎宝宝非常重要的益智营养素。这一点对处于形成和发育阶段的胎宝宝大脑来说，更具有特殊的价值。孕期每日补充500毫克为宜。

　　食物来源：卵磷脂在蛋黄、黄豆、芝麻、蘑菇、山药、木耳、动物肝脏、玉米油等食物中都有一定的含量，但营养及含量较高的还是黄豆、蛋黄和动物肝脏。

### ▶ 维生素B$_6$——让孕妈妈放松

　　供给量：维生素B$_6$对胎宝宝的大脑和神经系统发育至关重要。研究表明，维生素B$_6$还能减缓孕期出现的恶心和呕吐现象，有助于孕妈妈放松。怀孕期间，每天需要大约1900微克维生素B$_6$。1碗燕麦片大约就能获得这么多维生素B$_6$。

　　食物来源：糙米、瘦肉类、鱼类、谷类、豆类和坚果中维生素B$_6$的含量都很高。

## 能吃不能吃，一看就知道

孕 1 月，饮食重点问题还是叶酸的补充，有些孕妈妈以为怀孕了就不用继续补充叶酸；还有些孕妈妈认为每天服用叶酸增补剂很麻烦，想一次补个够，这些都是错误甚至是危险的，对胎宝宝的发育极为不利。

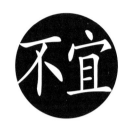

### ▶宜继续补充叶酸

叶酸是胎宝宝神经发育的关键营养素，它是蛋白质和核酸合成的必需因子，缺乏叶酸会造成胎儿生长迟缓。所以，孕妈妈此时宜适当多吃富含叶酸的食物。

### ▶宜每天吃 1 根香蕉

香蕉是钾的极好来源，并含有丰富的叶酸和维生素 B$_6$，是保证胎宝宝神经管正常发育的关键性物质。此外，钾有降压、保护心脏与血管内皮的作用，对孕妈妈心血管健康是十分有利的。因此，孕妈妈最好每天能吃 1 根香蕉。

### ▶宜每天喝 1 杯牛奶

整个孕期，母体要储存约 50 克的钙，其中 30 克供给胎宝宝。而牛奶中含有较多的钙、维生素 A、维生素 D 等营养元素，牛奶中的钙最容易被孕妈妈吸收。因此，孕妈妈应每天摄入 1 杯牛奶。

### ▶少吃生冷食品

生冷食物因没有经过高温加热，可能会有细菌，孕妈妈食后易引起肠胃不适。此外，女性在孕期肠胃对冷刺激非常敏感，常吃生冷食物易引起肠胃血管收缩，造成食欲缺乏、消化不良。胎儿对冷刺激也很敏感。

### ▶早餐不宜吃油条

孕妈妈整个孕期最好都不要吃油条。因为经高温加工的油炸淀粉类食物中丙烯酰胺含量较高，此类物质经人体吸收后易与 DNA 上的鸟嘌呤结合，形成加合物，导致遗传物质损伤和基因突变，对胎宝宝产生影响；同时，炸油条使用的原料明矾中含有铝，铝可通过胎盘侵入胎宝宝大脑，影响胎宝宝智力发育。

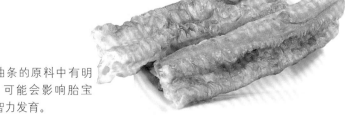

炸油条的原料中有明矾，可能会影响胎宝宝智力发育。

**养胎不养肉的美食推荐**

## 鲜虾翡翠豆腐汤——滋补不长胖

原料：豆腐 1 块，鸡蛋 2 个，虾仁、豌豆、胡萝卜、盐、高汤、淀粉各适量。

做法：❶ 豆腐切小丁，鲜虾去皮后在背部切一刀，胡萝卜切丁，鸡蛋打散。❷ 高汤倒锅中煮开后，加入胡萝卜、豌豆、豆腐、虾仁，再倒鸡蛋液。❸ 最后用淀粉勾芡。

营养功效：豆腐和虾仁都是优质蛋白质的好来源，极易被人体吸收。这道汤营养丰富不油腻，是一道滋补又不会长肉的美食。

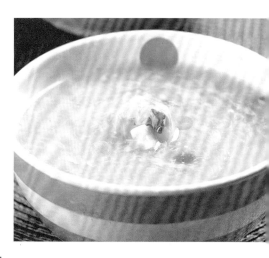

## 燕麦南瓜粥——排毒又养颜

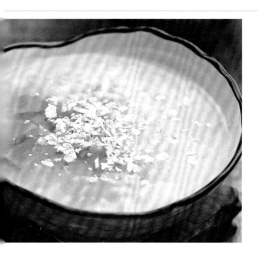

原料：燕麦、大米各 1 小把，南瓜 1 块，葱末、盐各适量。

做法：❶ 南瓜洗净削皮，切成小块；大米洗净，浸泡半小时。❷ 大米加水适量，大火煮沸后换小火煮 20 分钟；然后放入南瓜块、燕麦，继续用小火煮 10 分钟。❸ 熄火后，加入盐、葱末调味。

营养功效：燕麦含膳食纤维丰富，同时还含有丰富的碳水化合物，能为受精卵的形成提供充足的营养和热量。同时，常食此粥还能预防便秘，排毒养颜。

## 香菇炒油菜——补充叶酸

原料：油菜 8 棵，香菇（鲜）5 朵，料酒、盐、淀粉、白砂糖各适量。

做法：❶ 油菜洗净，沥干水分，掰开，香菇切小块。❷ 炒锅烧热，放油少许，中火烧热，放入油菜与盐，快炒均匀后，盛盘。❸ 另起炒锅，烧热放油，以中火先将香菇炒香，放入所有调料和少许水略烧，盛入油菜盘即可。

营养功效：油菜含有丰富的维生素，尤其是叶酸的含量较高，特别适合孕妈妈食用。

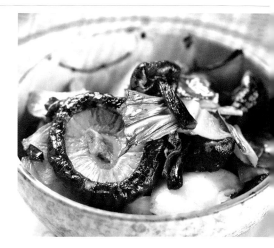

# 本月必知生活细节

本月，胎宝宝刚刚入住孕妈妈腹内，大部分孕妈妈可能还不知道这个好消息，所以你要随时做好准备。不过，意外怀孕也不要太过担心，从现在开始，多了解一些生活细节，开始改变吧。

## 你必须知道的验孕那些事儿

一旦受孕成功，受精卵会不断分裂，并且会分泌 HCG（人绒毛膜促性腺激素），当 HCG 进入母体血液，会再经母体肾脏从尿液中排出。所以，当 HCG 浓度到达一定程度时，便可通过验孕试纸检测是否怀孕。备孕妈妈可以自行在家验孕，但要注意以下细节：

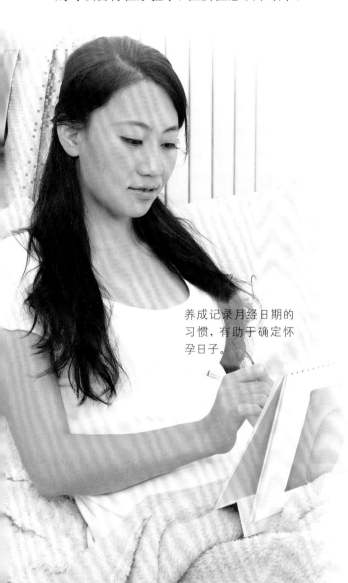

养成记录月经日期的习惯，有助于确定怀孕日子。

❤验孕过早或过晚，都可能得到不准确的检测结果。验孕应在成功受孕 10 天后进行。

❤尽量采用晨尿进行检测。

❤不要为了增加尿液而喝过多的水。

❤一些药物可能会影响测试的结果。

❤如果是异位妊娠，HCG 水平可能会很低，因此不能通过试纸检测出来。要确认检测结果，一定要看医生。

❤在家自行用验孕试纸测出怀孕，应去医院验血或 B 超确认，排除异位妊娠、葡萄胎等情况。

## 别让"无醇啤酒"误导了你

事实上，市场上所能买到的"无醇啤酒"里都含有一些酒精，只是含量非常低。虽然孕妈妈偶尔喝 1 杯"无醇啤酒"，其中的微量酒精不会伤害到宝宝，但仍然需要多加小心。

如果孕妈妈在经期应该到来前曾喝过少量酒，也不必惊慌，因为这不太可能伤害到宝宝。

## 不知道已怀孕，体检拍胸片了，怎么办

不知道怀孕，体检拍胸片了，孕妈妈应及时就医，听取医生的建议。

放射线引起畸形的表现和严重程度主要取决于胚胎发育的不同阶段，致畸危险性最大的时期是怀孕的前3个月，因胚胎处于高度分化、发育和器官形成阶段。

受精后1周内，受精卵尚未着床，一般不受射线的影响。受精后8~12天，受精卵刚植入子宫内膜，胚层尚未分化，亦不会致畸。受精后3~8周是胚胎发育的重要阶段，最易受外界环境和药物的影响。受精8周后器官发育基本完成，致畸性较小。受精卵植入子宫内膜之前的一段时间做了胸片，由于胚层尚未分化，不会致畸。孕妈妈可定期做好产前检查，在怀孕4个月左右做唐氏筛查、四维彩超及时排畸。

## 为啥那么多妈妈都拿怀孕当感冒治

感冒以后，很多人会发生呕吐、四肢乏力、头昏、脸色发黄、体温升高等症状，有时候，还会感觉特别怕冷，这和怀孕早期的症状很相似，所以第一次怀孕的妈妈出现此类症状很多都会误认为是感冒。

其实，怀孕除了表现出和感冒类似的症状，还有一些特别的身体变化，孕妈妈可以提前了解：月经推迟超过10天；胃口发生变化，食欲不佳，有时恶心、呕吐，本来喜欢吃的东西不爱吃了，本来不喜欢吃的东西变得特别爱吃；乳房感觉肿胀，触碰有痛感；出现尿频等。

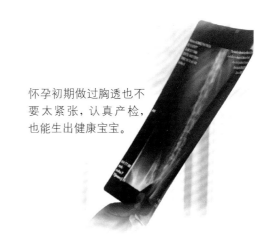

怀孕初期做过胸透也不要太紧张，认真产检，也能生出健康宝宝。

## 怀孕了还有"经血"，是怎么回事

由于个体差异等原因，有些女性怀孕后，卵巢分泌的性激素尤其是孕激素水平比较低，导致一小部分子宫内膜继续脱落，这部分女性怀孕后依然会有"经血"，只是"经血"量要比正常时期少很多。这是正常现象，不要太担心。

## 口服避孕药失败，孩子能要吗

口服避孕药的女性，若在停止服用避孕药1~6个月期间怀孕，应主动到医院就诊，向妇产科医生说明详情，咨询意见。必要时还要进行染色体、羊水的检测及超声波检查，根据诊断结果，正确处理此次妊娠。

不过，孕妈妈也不要担心，有研究显示，口服避孕药尚未发现对胎儿会产生严重影响，所以出现这类情况后，及时咨询医生，不刻意保胎，是孕妈妈最好的选择。

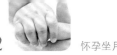
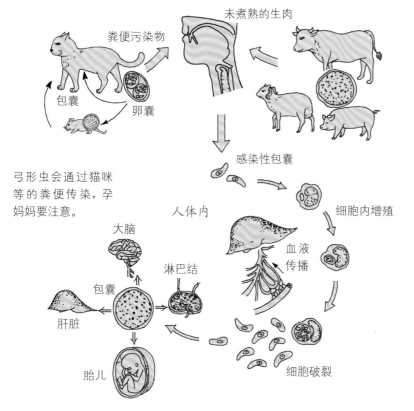

未煮熟的生肉

粪便污染物

包囊

卵囊

弓形虫会通过猫咪
等的粪便传染，孕
妈妈要注意。

感染性包囊

人体内

细胞内增殖

大脑

血液
传播

淋巴结

包囊

肝脏

胎儿

细胞破裂

## 怀孕和养宠物一定会冲突吗

小动物身上有一种叫作"弓形虫"的寄生虫，孕妈妈一旦受感染，将直接影响胎宝宝发育。因此以往观点认为备孕时，只得将朝夕相伴的宠物长期寄养或送人，但事实上，这种全面否定的观点并不正确。

备孕时决定宠物"去"与"留"的标准是备孕女性体内的抗弓形虫抗体。如果怀孕前感染过弓形虫，体内有抗弓形虫抗体，怀孕后再次感染，也不会对胎宝宝造成影响。这时孕妈妈就不必将宠物送走，只要严格注意卫生习惯，避免再次感染就可以。

若孕妈妈在怀孕前没有感染过弓形虫，最好还是将宠物长期寄养或送人。

即使弓形虫抗体检测呈阳性，孕妈妈也不要过于担心，先观察是否有发热、皮疹、胃肠不适等临床感染症状。如果有，要确定感染时间，通常孕早期感染建议采取措施，而孕中期可通过服用药物来改变。

## "假"怀孕是怎么回事

"假"怀孕是一种因心理因素导致生理改变的现象。因为强烈的生子愿望加上焦虑的心理，久而久之，就干扰了中枢神经的正常功能，从而影响内分泌，体内的一些激素水平增高，抑制了卵巢排卵，导致出现怀孕症状。

部分女性停经后，由于孕激素对脂肪代谢的影响，使得脂肪逐渐在腹部聚积，腹部出现膨胀增大。闭经和腹部增大，更让盼子心切的她们以为有孕在身。

在确诊为假孕以前，必须排除宫内孕和宫外孕的可能，同时还应鉴别盆腔肿瘤或精神病等疾病。确认是假怀孕的女性，心里不要有太大的负担，应听取医生的建议，调整好心情，使内分泌得到调节，月经规律，这样有助于受孕。

## 酒后同房对宝宝有影响吗

酒后受孕的宝宝出生后在智力、容貌、体力方面可能会比原本略逊一些。若酒后同房后怀孕，孕妈妈先不要过多担心，放松心情，定时做好产前检查，在孕 14~19 周做唐氏筛查，孕 22~26 周做产前排畸 B 超，看宝宝发育是否正常。

# 写篇怀孕"月"记吧

本月产检备忘录：

那些难忘的事儿：

记录下自己的体重：

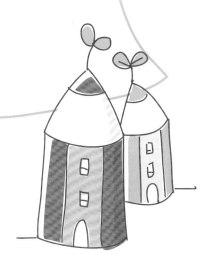

# 孕2月 害喜，让妈妈的心好柔软

亲爱的爸爸妈妈：

就在你们沉浸在得知怀孕的这一喜讯中时，我依然很淡定地发育着。到本月末，我的手脚看上去就像2个可爱的小短桨，小心脏也偷偷开始跳动了！

妈妈的早孕反应是不是已经开始了？呵呵，你的身上有这么大的变化，是不是感到紧张了？这可是我在提醒妈妈：小天使来向你报到啦！

爸爸妈妈，现在的我还很弱小，你们要时刻保护我哟！别让外面不好的东西影响到我，等我再强壮些，就有自己的抵抗力啦！

——你们的宝贝

# 再忙也要看的本月大事表

## 孕2月（5~8周）

宝贝，你真的来了。我要用最美的笑脸，陪伴你每天，我要将所有的爱恋，萦绕在你身边。

| | 胎宝宝在长 | 孕妈妈在变 | 本周特别注意 | 饮食要点 | 适宜的运动 |
|---|---|---|---|---|---|
| **孕5周** | ★ 像颗小豆子<br>胎宝宝就像颗小豆子，躯体里伸出了像小芽般的手臂和双腿<br>★ 宝宝身长<br>约1.25毫米 | ★ "好朋友"没来<br>"好朋友"迟迟未到，月经规律的孕妈妈一定会敏感地意识到自己怀孕了<br>★ 应对招数<br>购买早孕试纸自测或去医院检查 | ★ 不做糊涂孕妈妈<br>这个月的"好朋友"没有如期而至，一定要提高警惕<br>★ 医院验孕最保险 | ★ 每天0.4毫克叶酸<br>★ 少用热性香料如大料、小茴香、花椒、桂皮、五香粉等，会加重孕妈妈"内热"感觉 | ★ 散步、慢跑、台球<br>这些运动每次不超过30分钟，动作都较缓慢，所以非常适合孕早期的妈妈 |
| **孕6周** | ★ 像个小蝌蚪<br>胎宝宝看起来像个小蝌蚪，已经有心跳了，可达到每分钟140~150次<br>★ 宝宝身长<br>2~4毫米 | ★ 老是睡不醒<br>有些孕妈妈会时常感觉疲劳、犯困<br>★ 应对招数<br>保证足够的休息最为重要 | ★ 零食随身带<br>随身携带一些饼干、姜片等<br>★ 警惕宫外孕<br>阴道不正常出血或有腹痛要及时就医 | ★ 蔬果不能断<br>多吃新鲜蔬菜、水果，可补充叶酸，缓解孕吐<br>★ 能吃就吃<br>孕吐、胃灼热是正常现象，孕妈妈不要因此而拒食 | |
| **孕7周** | ★ 像枚小橄榄<br>胎宝宝像枚小橄榄，尾巴消失了，眼睛、鼻孔、嘴唇、舌头等开始形成，小胳膊和腿也长长了许多<br>★ 宝宝身长<br>4~13毫米 | ★ 晨起恶心<br>早晨醒来后你可能会感到难以名状的恶心<br>★ 应对招数<br>喝杯温热的柠檬水或蜂蜜水 | ★ 晨起喝杯姜茶<br>可有效预防感冒<br>★ 调换化妆品<br>只用适合孕妇使用的护肤品<br>★ 尿频很正常<br>平时要适量补充水分，不要憋尿 | ★ 以开胃为主<br>没有胃口，饮食就要清淡<br>★ 尝尝凉拌菜<br>孕吐的孕妈妈可以尝试凉拌土豆丝、拍黄瓜等 | ★ 床上运动<br>1.仰卧于床上，双腿平放伸直<br>2.弯曲左膝，并用双手抱住，慢慢向胸部靠近，然后还原<br>3.弯曲右膝，做相同动作。上下午各做四次 |
| **孕8周** | ★ 可四处游动<br>胎宝宝已经开始四处游动了，腿和胳膊的骨头已经开始硬化并且变长<br>★ 宝宝身长<br>约20毫米 | ★ 腹部偶尔疼痛<br>腹部可能会痉挛<br>★ 应对招数<br>不要长期、剧烈运动，疼痛严重要及时就医 | ★ 跟"性"说拜拜<br>孕1~3个月易发生流产，不宜性生活<br>★ 别小看日常辐射<br>禁用电热毯、电暖宝，采取防护措施 | ★ 吃出聪明宝宝<br>多吃些鱼、蛋、蔬菜、动物内脏<br>★ 食疗预防便秘<br>可多吃香蕉、蜂蜜、芝麻等 | |

# 孕 2 月产检全知道

　　进一步确认怀孕及排除宫外孕，除此之外，还可以通过超声波检查观察胎囊和胎心搏动。孕妈妈每次上医院产检，要验尿、测体重、测血压、量腹围和宫高、听胎心胎动等，这些项目都是必须要进行的例行检查。

## 本月产检项目

| 产检项目 | 检查内容和目的 | 标准值 |
| --- | --- | --- |
| 血压检查 | 时刻监测孕妈妈的血压值 | 正常血压为：<br>收缩压（即高压）90~140 mmHg<br>舒张压（即低压）60~90 mmHg |
| 超声波检查 | 通过超声波可计算出胎囊大小，根据胎儿头至臀部的长度值即可推算出怀孕周数及预产期，此外还能监测有无胎心搏动及卵黄囊等，及时发现胚胎发育的异常情况 | 胎心搏动在 6~8 周就可观察到。孕 6 周时胎囊直径约 2 厘米 |
| 血色素及血细胞比容的检查（血常规） | 检查是否有贫血现象 | 红细胞正常值 3~4.5<br>血细胞比容正常值 37%~48% |
| 妇科产检 | 通过医生触摸观察子宫是否增大，是否变得柔软，宫颈是否着色发蓝，阴道黏膜是否充血并着色加深 | 子宫有柔软感即为正常 |
| 体重检查 | 随时监测体重增长情况 | 14 周以前每周可增加 0.1 千克 |
| 尿常规 | 尿检有助于肾脏疾患早期的诊断 | 肾功能正常值：尿素氮 8~21 mg/dl，肌酐 0.9 mg/dl |

注：以上产检项目和数值可作为孕妈妈产检参考，具体产检项目以各地医院及医生提供的建议为准。

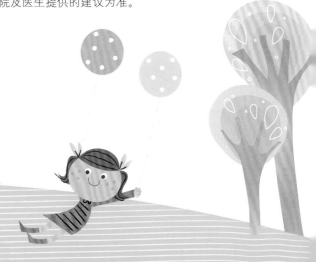

## 专家解读产检报告

胎囊：只在孕早期出现，位于子宫的宫底、前壁、后壁、上部或中部，形态圆形或椭圆形、清晰的为正常；不规则形、模糊，位于子宫下部的为异常。伴有腹痛或阴道流血时，则有流产的征兆。

胎芽：孕 2 月做 B 超检查，可以看到胎芽为正常。

胎心：孕 2 月，通过 B 超检测到胎心为正常。

胎盘：胎囊消失后，见到月牙形的胎盘形成为正常。

子宫：通过医生触摸或 B 超检查，可看到子宫是否增大，是否变得柔软。

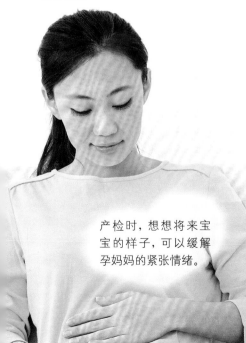

产检时，想想将来宝宝的样子，可以缓解孕妈妈的紧张情绪。

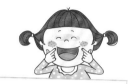

## 让你一次就通过的小秘密

**▶ 超声波检查的小秘密**

**1** 2 个月之前做超声波检查，需要孕妈妈憋尿，以便更好地看清子宫内的情况，过了 2 个月，就不需要憋尿了，在孕 3 个月后做超声波检查时，要提前排空尿液。当医生需要给孕妈妈检查肝、肾、脾等脏器时，才需要事先憋尿。

**2** 超声波检查是不需要空腹的，孕妈妈要记住这点。

**3** 衣着宜宽松、易脱。宽松的衣物能节省时间，也能让孕妈妈本来紧张的心情放松一点。

**4** 孕妈妈不要吃易产气的食物，如牛奶、红薯等，避免进食后产生气体，阻碍超声波的穿透，造成所检脏器显像不清。

**5** 检查时应该以轻松的心态配合医生检查，过于紧张反而有可能影响检查的效果。

**▶ 量血压的小秘密**

一般血压有两个高峰，一个是在早上 6~10 点，另一个在下午 4~8 点，一般在这两个时间段量的血压比较能反映血压的情况。孕妈妈一定不能忽略量血压这个小检查，它是反映孕妈妈身体健康的重要指标。量血压时一定要放松，有些孕妈妈因为在医院里交各种费用而走来走去，或是来到医院感到紧张，使得量出来的血压有些失常。碰到这样的情况，医生会建议你先休息 15 分钟，安静下来以后再进行测量。

# 孕期营养补充宜与忌

　　孕 2 月是胎宝宝器官形成的关键期,孕妈妈要特别注意营养的全面均衡,不挑食、不偏食,多吃蛋白质含量高的食物,如虾肉、海鱼、牛肉等,每天要吃一两个鸡蛋、500 毫升牛奶或酸奶及各种新鲜蔬菜水果。

## 孕 2 月科学膳食结构表

### 五谷类
#### 200~300 克
正常三餐中的主食基本就能满足,你需要每天用 1 碗杂粮粥或 1 块蒸红薯代替大米和面食

### 蔬菜类
#### 300~500 克
孕早期要多食用绿色蔬菜,每天食用四五种不同的蔬菜,基本保证正餐有两三道菜就可以了

### 水果类
#### 100~200 克
新鲜的应季水果是孕妈妈的首选

### 鱼类和海鲜
#### 75 克
不用每天都摄入,一周吃两三回就可以,不可多食

### 畜禽肉类
#### 50 克
每天保证有两道荤菜,素食孕妈妈最好也适当食用些肉类

### 食盐
#### 4~6 克
孕吐严重的孕妈妈饮食更要清淡些

### 大豆和坚果类
#### 40 克
不必刻意强求饮食量,每天吃上一点就可

### 油脂
#### 25 克
害喜反应严重的孕妈妈闻不了油烟味,可用橄榄油和菜一起凉拌来食用

### 奶类
#### 150~200 克
每天保证喝 1 杯牛奶,酸奶也可

### 蛋类
#### 50 克
大致相当于 1 个鸡蛋的重量

## ❥ 孕妈妈每日食物表推荐

| 餐次 | 食谱推荐 | 所含营养素 | 食物替换 |
| --- | --- | --- | --- |
| 早餐 | 二米粥 1 碗,鸡蛋 1 个,香椿苗拌核桃仁小半盘 | B 族维生素、蛋白质、卵磷脂等 | 不喜欢喝二米粥的孕妈妈可用豆浆或牛奶代替 |
| 中餐 | 米饭 1 碗,清蒸鲈鱼小半盘,麻酱油麦菜小半碗 | 蛋白质、维生素、钙、铁等 | 不爱吃清蒸口味的孕妈妈可改换红烧鱼或炖鱼 |
| 晚餐 | 胡萝卜饼 1 块,什锦沙拉半盘,紫菜虾皮汤 1 碗 | 蛋白质、β - 胡萝卜素、碘、钙等 | 有些孕妈妈不爱吃胡萝卜,可改吃菠菜 |

## 本月主打营养素

这个月是胎宝宝器官形成的关键时期，尤其是脑部器官和神经系统开始发育，倘若营养供给不足，会引起胎宝宝生长迟缓等问题。孕妈妈应多补充蛋白质、碳水化合物、脂肪、维生素和锌、铁等矿物质。

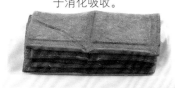

孕妈妈可适当吃点发酵豆制品，有助于消化吸收。

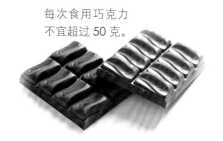

每次食用巧克力不宜超过 50 克。

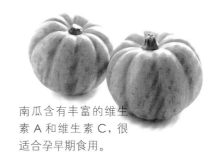

南瓜含有丰富的维生素 A 和维生素 C，很适合孕早期食用。

### ▶ 蛋白质——有利于胎宝宝大脑发育

供给量：优质、足量的蛋白质可保证胎宝宝的大脑发育，考虑到孕妈妈本月的饮食要以清淡为主，应选用容易消化、吸收、利用的蛋白质，每天的供给量以 80 克左右为宜。这个月内，对于蛋白质的摄入，不必刻意追求一定的数量，但要注意保证质量。

食物来源：可以考虑以植物蛋白质代替一部分动物蛋白质，豆制品和蘑菇等食物可以多吃一些。

### ▶ 碳水化合物和脂肪——胎宝宝的"热量站"

供给量：碳水化合物及脂肪是为人体提供能量的重要物质，可以防止孕妈妈因低血糖而晕倒。这个月孕妈妈如果实在不愿吃脂肪类食物，也不必强求自己，可以动用体内储备的脂肪。只要孕前做好了充分的营养准备，此时大可不必担心营养不足。

食物来源：如果早孕反应比较严重，孕妈妈可以抓住任何可进食的机会，适量吃一些饼干、糖果。平时不敢问津的巧克力、蛋糕，现在都可以适当吃一些。

### ▶ 维生素——保护胎宝宝重要器官

供给量：维生素对保证早期胚胎器官的形成发育有重要作用，孕妈妈需特别注意多吃一些富含叶酸、B 族维生素、维生素 C 的食物。除需要服用叶酸增补剂之外，其他维生素的补充完全可以采用食补的方法。

食物来源：富含叶酸的食物有动物内脏、牛肉、蔬菜、橘子等；鱼类、肉类、乳类及坚果中富含 B 族维生素；富含维生素 C 的食物有猕猴桃、西红柿、南瓜、红薯、胡萝卜等。

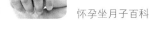

## 能吃不能吃，一看就知道

恶心、呕吐等早孕反应让孕妈妈觉得吃什么都不香，甚至吃了就吐。这种情况下，孕妈妈不用刻意让自己多吃些什么，只要根据自己的口味选择喜欢吃的食物就可以了。少吃多餐，能吃就吃，是这个时期孕妈妈饮食的主要方针。

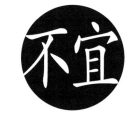

### ▶ 宜保质保量吃早餐

孕妈妈不吃早餐，对胎宝宝的生长发育极为不利，所以孕妈妈一定要吃早餐，还要吃好。为了增进食欲，可以每天早晨喝 1 杯温开水，这样会增加血液的流动性，使肠胃功能活跃起来。

### ▶ 宜适量吃大豆类食品

大豆类食品中富含人体所需的优质蛋白和 8 种必需氨基酸。而且大豆富含磷脂，是不折不扣的健脑食品。孕妈妈应适当摄取豆类食品，可以吃豆腐、喝豆浆等。

### ▶ 宜多吃鱼

孕妈妈多吃鱼，有益于胎宝宝机体和大脑的健康成长。淡水鱼里常见的鲈鱼、鲫鱼、草鱼、鲢鱼、黑鱼，深海鱼里的三文鱼、鳕鱼、鳗鱼等，都是不错的选择。

### ▶ 孕早期宜及时补充水分

早孕反应严重的孕妈妈，因为剧烈的呕吐容易引起体内的水和电解质代谢失衡，所以要注意补充水分。要多吃新鲜水果和蔬菜，饮食不可过咸，应多食用清淡可口、易消化的米粥、汤类。

### ▶ 不宜马上进补

有的孕妈妈知道自己怀孕之后，马上就开始进补。其实现在胎宝宝还很小，对营养需求也不大，孕妈妈只要维持正常饮食，保证质量就可以了。如果孕妈妈经常服用温热性的补药、补品，如人参、鹿茸、桂圆等，会加剧孕吐、便秘等症状。

### ▶ 不宜过饥

孕早期，孕妈妈可能会经常感到饥饿，还伴有胃部烧灼的难受感。为了避免这种情况，孕妈妈要准备一些零食，如小蛋糕、面包、坚果等，饿的时候食用。

两餐之间来份这样的面包，既营养又美味。

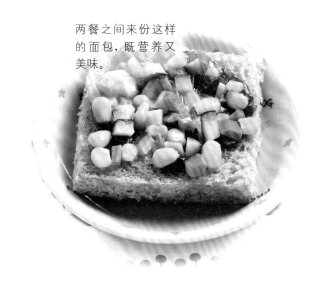

## 养胎不养肉的美食推荐

### 麻酱油麦菜——营养又润肠

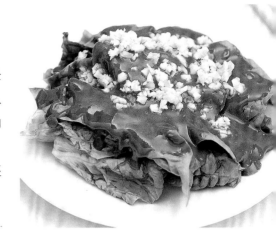

**原料：** 油麦菜2棵，盐、蒜、芝麻酱各适量。

**做法：** ❶ 油麦菜洗净，放入淡盐水中浸泡3~5分钟，再冲洗干净，切长段备用。❷ 芝麻酱加入凉开水稀释，用筷子沿一个方向搅拌，继续加入凉开水，搅拌成均匀的麻酱汁，加盐调味；蒜切碎末备用。❸ 将调好的芝麻酱淋在油麦菜上，撒蒜末即可。

**营养功效：** 麻酱中铁含量极其丰富，能促进此阶段胎宝宝大脑的发育，还能起到润肠的作用。

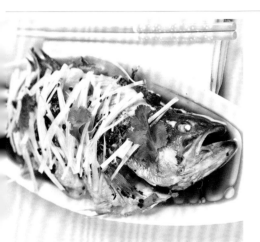

### 清蒸鲈鱼——补脑佳品

**原料：** 鲈鱼1条，香菜、葱丝、蒜、姜片、料酒、蒸鱼豉油各适量。

**做法：** ❶ 鱼处理干净，鱼身均匀涂抹适量盐、料酒，鱼腹放入蒜、姜片，然后将鱼放入蒸盘中。❷ 锅中加适量水，大火烧开，放入鱼盘，大火蒸8~10分钟，鱼熟后取出，撒上葱丝、香菜。❸ 油锅放入适量油烧热，浇在鱼身上，并倒入适量蒸鱼豉油即可。

**营养功效：** 鲈鱼中DHA含量较高，孕妈妈常吃对胎宝宝大脑发育有益，日后常食还可缓解胎动不安等症状。

### 什锦沙拉——补充多种维生素

**原料：** 黄瓜1/2根，西红柿1个，芦笋2根，紫甘蓝2片，盐、沙拉酱、番茄酱各适量。

**做法：** ❶ 将黄瓜、西红柿、芦笋、紫甘蓝洗干净，分别切丁或丝，并用冷开水加盐浸泡15分钟备用。❷ 芦笋在开水中略微焯烫，捞出后浸入冷开水中。❸ 将黄瓜、西红柿、芦笋、紫甘蓝码盘，挤上番茄酱和沙拉酱，拌匀即可。

**营养功效：** 此菜富含叶酸等多种维生素，凉拌生吃可以最大限度地保护叶酸免遭破坏，既脆爽可口，又有营养。

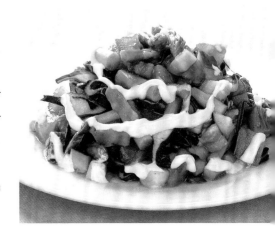

# 本月必知生活细节

　　这个时候的孕妈妈要注意很多生活中的细节，尤其要着重避免流产，并注意饮食安全，但孕妈妈也不可过度小心翼翼，要与准爸爸一起面对和解决孕期的种种生活细节问题。

## 防辐射服，买还是不买

　　现代办公多用电脑，很多孕期女性担心胎宝宝受到辐射影响，在孕期，甚至孕前就开始穿防辐射服了。但实际上防辐射服并不像它所宣传的那么有用。

　　有实验证明，目前市场上的防辐射服对单一来源的辐射有效。单一来源辐射就是指一对一的辐射关系，比如将手机放到折好的防辐射服里，手机很可能没有信号，然而这不能证明防辐射服在生活中能防止所有的辐射。生活中的辐射环境是复杂的，你的前后左右都有辐射来源。在这种状态下，辐射在防辐射服内经反射，信号反而被防辐射服收集，加大了防辐射服内的辐射量。这个结果也已得到了实验证明。

　　已经买来防辐射服的孕妈妈们也不必担心。因为，由于现代技术的发展，各种电器的辐射量都远远低于安全标准，即使是在一间充满电脑的工作室内，其辐射量还不到安全标准的1%。所以，即使穿上防辐射服也是安全的。生活中很多穿防辐射服的孕妈妈都生下了健康的宝宝，也证明了这一点。

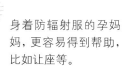

身着防辐射服的孕妈妈，更容易得到帮助，比如让座等。

## 洗澡，20分钟足矣

　　洗澡时间不宜过长，尤其是冬天。在浴室内，温度、湿度较高，氧气供应不足，再加上进行热水浴，全身表面血管扩张，会导致孕妈妈头部供血不足，出现头昏、眼花、乏力等症状，同时易致使胎宝宝缺氧，影响胎宝宝神经系统的发育。因此，孕妈妈洗热水澡一次以不超过20分钟为宜。

## 怀孕≠过度小心翼翼

很多孕妈妈怀孕后由于过于爱护胎宝宝，处处小心翼翼，生怕因为一点不慎影响胎宝宝，因而活动大大减少，甚至停止做一切工作和家务。有些准爸爸将家务活儿全包下来，什么也不让妻子干，甚至有的还不让妻子上班，担心被挤着、被碰着。其实，这样做对母婴健康并不利。

孕妈妈孕期的生活要有规律，每天工作之余、饭后要到室外活动一下，散散步或做一些力所能及的家务活。经常做些锻炼，对增进肌肉的力量、促进机体新陈代谢大有益处。

## 广为流传的"酸儿辣女"到底有没有依据

"酸儿辣女"是流传最广的生男生女传言之一，这是根据孕妈妈饮食习惯的改变，来判断胎宝宝的性别。如果喜欢吃酸的就会生男孩，如果喜欢吃辣的就生女孩。其实，孕妇出现食欲下降、对气味敏感、嗜酸或嗜辣，甚至想吃些平时并不喜吃的食物，均属于正常的妊娠生理反应，原因是怀孕后女性体内激素水平的变化会导致妊娠反应，其中的胃肠道反应，如呕吐等还会引起食欲缺乏，导致孕妇不爱吃东西。

胎儿的性别是由性染色体决定的，仅以孕妇口味的变化来判断胎儿的性别是毫无科学根据的。

## 暂别"性"，只因爱得更深

在怀孕前 3 个月时，胎盘还未完全形成，胚胎组织在子宫壁上附着得还不够牢固，如果性生活频繁或动作粗暴，容易刺激子宫收缩，导致胎膜早破。因此，怀孕前 3 个月，应暂时告别性生活。

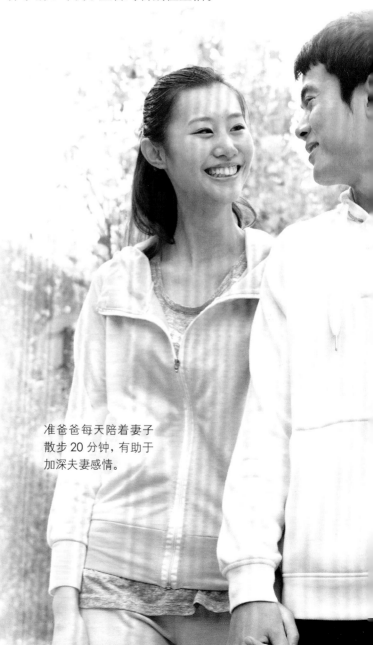

准爸爸每天陪着妻子散步 20 分钟，有助于加深夫妻感情。

## 当怀孕遇到了甲亢

有些孕妈妈孕期产检时发现自己有甲亢，十分担心甲亢对胎宝宝的影响，焦虑不安。

其实，孕妈妈在查出甲亢后，不要过于紧张。通常情况下，妊娠不会加重甲亢，一般也不必终止妊娠。只需在妊娠期及产后，在对母亲和胎儿无影响的条件下，使孕妈妈的甲状腺功能恢复正常即可。

孕妈妈首先要适当休息，保持良好的心情，避免精神紧张；注意补充足够的热量和营养，包括糖、蛋白质和 B 族维生素。

由于怀孕后内分泌的变化，甲亢往往会发生在怀孕前 3 个月，如果孕妈妈有甲亢病史或者怀疑有甲亢的，应及时检查，在医生指导下用药。需要注意的是，孕早期得过甲亢的孕妈妈，在整个孕期都要定时监测甲状腺功能，以便及时发现异常。

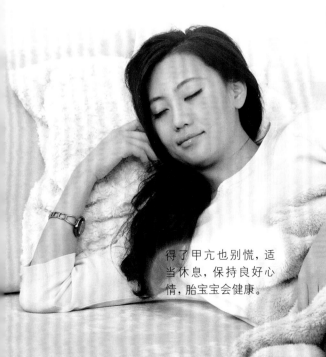

得了甲亢也别慌，适当休息，保持良好心情，胎宝宝会健康。

## 孕吐会影响胎宝宝的发育吗

在这个阶段，孕妈妈有恶心、呕吐等反应，但忌自行服用止吐药物。虽然孕吐暂时影响了营养的均衡吸收，但在孕早期，胎宝宝的营养需求相对后期较少，而且会从孕妈妈的血液里直接获得。因此孕妈妈不用担心孕吐会影响胎宝宝的营养供给。解决孕吐最好的办法就是能吃多少吃多少，想吃什么吃什么，并适当调整饮食。但如果妊娠呕吐过于厉害，就要及时去医院，由医生根据症状来决定是否需要服用止吐药物。

## 患上脚气，能用药吗

孕期患上脚气，主要是因为内分泌变化，自身的调理短期内很难恢复。怀孕期间除了要承担自身的营养需求外，还要承担胎宝宝的营养供给，对孕妈妈营养的均衡摄入提出了更高的要求，同时很多孕妈妈由于妊娠反应导致营养供给不足，尤其是维生素 $B_1$ 的缺乏极易引起脚气。

孕期脚气一般是不会影响胎儿的，不需要担心。孕妈妈可以适当外用达克宁，但是注意用药后要洗手，尽可能避免接触脚部。此外，孕妈妈还可以采用以下几种较为安全的方法：适量盐和姜或黄豆，加热至沸，不烫时洗脚；或用米醋泡脚或浸洗，简单有效。

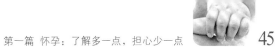

# 写篇怀孕"月"记吧

本月产检备忘录：

那些难忘的事儿：

记录下自己的体重：

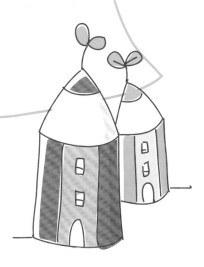

# 孕3月 感恩，两颗心一起跳动的日子

亲爱的爸爸妈妈：

　　我已经在妈妈的肚子里待了2个多月了，已经是个名副其实的胎宝宝了。现在的我还处于器官的形成和发育时期，对外界的各种不良刺激比较敏感，爸爸妈妈一定要保护好我哦！

　　妈妈的早孕反应是不是越来越明显了？口味是不是也发生了很大的变化？别担心我会缺少营养。在早期，我也会保护自己，把一些可能有害的物质拒之门外哦！妈妈再忍一忍，等我变得强壮些了，不适很快就会结束的。

　　爸爸妈妈可以一起带我去医院做产检了，通过B超，我还可以跟你们"见面"呢。

——你们的宝贝

# 再忙也要看的本月大事表

## 孕3月（9~12周）

宝贝，你陪伴妈妈已经有些日子了，尽管孕吐让人很不舒服，但妈妈会坚强些，用爱和关心守护你。

| | 胎宝宝在长 | 孕妈妈在变 | 本周特别注意 | 饮食要点 | 适宜的运动 |
|---|---|---|---|---|---|
| **孕9周** | ★ 葡萄粒大小<br>胎宝宝有葡萄粒那么大，头部和躯体已经摆脱了弯曲状态<br>★ 宝宝身长<br>2.2~3厘米 | ★ 子宫继续增大<br>子宫继续生长，可能会有尿频的现象<br>★ 应对招数<br>及时排空尿液 | ★ 避开噪音污染<br>胎宝宝内耳蜗正在发育，低频率噪音对其有影响 | ★ 每周25~30克猪肝<br>每周吃一次猪肝，补充维生素A<br>★ 每周吃2次花生 | ★ 散步、活动脚尖关节<br>散步宜选择林荫道、江边、公园或郊外等空气新鲜，人又少的地方 |
| **孕10周** | ★ 形成人的雏形<br>现在是真正意义上的胎儿，形成了人的雏形<br>★ 宝宝身长<br>3.1~4.2厘米 | ★ 下腹有压迫感<br>有些孕妈妈下腹会有压迫感，甚至有隐隐的腰酸、下腹痛<br>★ 应对招数<br>保证充足的休息，避免劳累 | ★ 上班路上注意安全<br>上班路上注意避开人流，上下楼梯抓好扶手 | ★ 每日不超过6克盐<br>每日盐摄入量控制在6克以内<br>★ 每天吃1个苹果（100~200克）<br>可减轻孕吐，缓解不良情绪 | |
| **孕11周** | ★ 度过发育关键期<br>重要的器官都已发育完全，药物影响、受感染或患先天性畸形的概率降低<br>★ 宝宝身长<br>4.4~6厘米 | ★ 腰部变粗了<br>孕妈妈的腰部明显变粗了<br>★ 应对招数<br>穿宽松点的衣服，避免腰部和腹部勒得过紧 | ★ 不要轻视剧吐<br>剧吐会影响营养吸收，对胎宝宝发育不利<br>★ 警惕葡萄胎<br>出现阴道流血，下腹疼痛，应及时就医，确认胎儿是否发育异常 | ★ 多吃抗辐射食物<br>多吃西红柿、红葡萄柚、圆白菜、蘑菇等 | ★ 活动踝骨关节<br>1.笔直站立，或扶着椅子站立<br>2.脚尖着地，以脚尖为中心，转动左右脚踝 |
| **孕12周** | ★ 长出小牙苞<br>到本月末，胎宝宝将会长出20颗小牙苞<br>★ 宝宝身长<br>约6.5厘米 | ★ 妊娠线出现<br>乳房胀大很多，还会有胀痛感，乳头和乳晕色素加深<br>★ 应对招数<br>更换合适的胸罩 | ★ 小心做家务<br>做家务应量力而行，不宜搬抬重物、登高、用力过猛<br>★ 保持心情愉快 | ★ 每天1个鸡蛋<br>每天1个鸡蛋，补充蛋白质<br>★ 适当喝一些孕妇奶粉 | |

# 孕 3 月产检全知道

孕 3 月末，也就是孕 12 周，是孕妈妈去医院建档的时间，除了之前来医院检查确认怀孕，这也是孕妈妈第一次正式产检，提前了解产检项目能帮助孕妈妈轻松完成第一次产检。

## 本月产检项目

| 产检项目 | 检查内容和目的 | 标准值 |
| --- | --- | --- |
| 血常规 | 如果母亲贫血，不仅会出现产后出血、产褥感染等并发症，还会殃及宝宝，例如易感染、抵抗力下降、生长发育落后等 | 血红蛋白计数 110~160 g/L |
| 检查乙肝六项 | 乙肝病毒携带者母亲所生的婴儿，出生 1 年内将有 25%~40% 成为乙肝病毒携带者。若女方是表面抗原阳性，通过婚前卫生指导，告知其怀孕后需要进行乙肝病毒"母婴阻断"，可有效地预防母婴传播，从而降低母婴乙肝病毒感染率 | 表面抗原（HBsAg）阴性，表面抗体（抗－HBs）阴性（打过预防针的表面抗体会呈阳性，为正常），e 抗原（HBeAg）阴性，e 抗体（抗－HBe）阴性，核心抗体 IgG（抗－HBc、LgG）阴性，核心抗体 IgM（抗－HBc、IgM）阴性 |
| 尿常规 | 尿检有助于肾脏疾患早期的诊断 | 肾功能正常值：尿素氮 8~21 mg/dl，肌酐 0.9 mg/dl |
| 体重 | 如果体重增长过快，医生就会给孕妈妈开出控制饮食的方案。当然如果体重增长过少，医生也会建议孕妈妈多补充些营养 | 最理想的怀孕体重是在怀孕前 3 个月以内增加 2 千克 |
| 多普勒听胎心音 | 怀孕第 12、13 周时，已经能听胎心音 | 120~160 次 / 分钟 |
| "四毒"检查 | 检查内容包括：风疹病毒、巨细胞病毒、弓形虫病毒、单纯疱疹病毒 | 正常：均为阴性 |
| 查艾滋病病毒 | 孕妈妈感染艾滋病，病毒可以通过胎盘感染胎儿 | 正常：阴性 |
| 梅毒血清学检查 | 梅毒可造成流产、早产、新生儿先天性梅毒等 | 正常：阴性 |

注：以上产检项目和数值可作为孕妈妈产检参考，具体产检项目以各地医院及医生提供的建议为准。

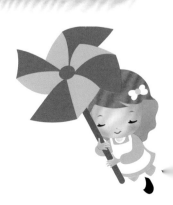

## 专家解读产检报告

这次产检要进行一次抽血，目的是检查有无传染病、肝肾功能不全以及是否贫血等。如果发现红细胞和血红蛋白的数量减少到一定程度，则是贫血。报告单上，箭头朝下表明低于正常值，箭头朝上则表明高于正常值。

在胎宝宝 12 周的时候，可以听到像马蹄声一样的心跳。正常的胎心次数在 120~160 次 / 分钟，如果胎心 <120 次 / 分钟或 >160 次 / 分钟，可休息 10~20 分钟，再重新听 1 次。

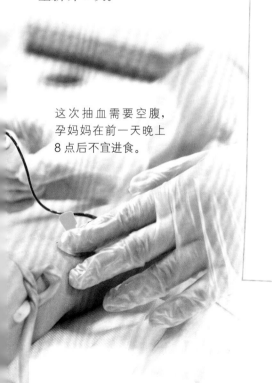

这次抽血需要空腹，孕妈妈在前一天晚上 8 点后不宜进食。

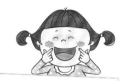

## 让你一次就通过的小秘密

**● 正确、科学抽血的小秘密**

**1** 抽血的前一天，最好洗个澡或将双手手臂洗干净，这样抽血时消毒会更好，可避免伤口感染。

**2** 抽血当天，不要穿袖口过紧的衣服，可避免抽血时衣袖卷不上来，或抽血后衣袖过紧引起手臂血管血肿。

**3** 对不同的化验项目要问清医生，区别对待。

**4** 需要空腹抽血的项目，孕妈妈尽量将产检安排在上午。另外，空腹血通常是指清晨未进餐，距前一餐 8~12 小时抽的血。

**5** 抽血前 2 天最好不要进行持续时间较长、动作强度较大的运动，如长跑、骑车等，否则对化验结果影响较大。

**6** 抽血前别大量服用维生素，否则会导致一些结果失真。

**7** 指尖采血适用于血量小于 0.1 毫升的检验项目，如末梢血糖等。通常选择左手无名指指尖的侧面，因为这个部位的毛细血管比较丰富，而且采血后对手部活动的影响较小。

# 孕期营养补充宜与忌

这个月是胎宝宝脑细胞发育非常活跃的时期，应大量摄取有益于促进大脑发育的食物。黄豆、芝麻、萝卜、菠菜、瓜子、虾、鱿鱼等都是不错的选择。

## 孕 3 月科学膳食结构表

**五谷类**
200~300 克
主食以清淡、易消化吸收为主，粗细搭配，早餐以 1 碗小米粥搭配 1 根玉米就可以了

**蔬菜类**
350~500 克
应多选用应季的蔬菜，每天要食用 3~5 种不同的蔬菜，如菠菜、油菜等

**水果类**
150~200 克
每天 1 个橙子、1 根香蕉、几颗樱桃就够了

**鱼类和海鲜**
75 克
每周保证吃上两小块鱼肉、五六只虾即可

**畜禽肉类**
50 克
选择蛋白质含量高、脂肪较少的品种，如猪瘦肉、鸡肉等，每天保证有两道荤菜就能满足

**食盐**
不超过 6 克
口重的孕妈妈要调食好饮食习惯，向清淡口味转变

**大豆和坚果类**
40 克
每天 1 杯豆浆或者 2 颗核桃、1 小把松子仁即可

**油脂**
25 克
多种植物油更换着吃，基本每天炒菜的用油就能满足

**奶类**
150~200 克
每天保证喝 1 杯牛奶或孕妇奶粉

**蛋类**
50 克
每天 1 个鸡蛋即可，可煮、炒、蒸鸡蛋羹

### ♦ 孕妈妈每日食物表推荐

| 餐次 | 食谱推荐 | 所含营养素 | 食物替换 |
| --- | --- | --- | --- |
| 早餐 | 牛奶核桃粥 1 碗，鹌鹑蛋 3 个，全麦面包 3 片 | 碳水化合物、蛋白质、钙、磷、钾、磷脂 | 牛奶核桃粥可以换成燕麦粥 |
| 中餐 | 虾仁蛋炒饭 1 碗，鱼香猪肝小半盘，松仁玉米小半碗 | 蛋白质、维生素、钙、叶酸等 | 不喜欢吃虾仁蛋炒饭，可换成扬州炒饭、海鲜炒饭 |
| 晚餐 | 南瓜饼 2 块，凉拌素什锦 1 份 | 蛋白质、维生素、碳水化合物 | 南瓜饼可换为适量豆包、牛奶馒头 |

## 本月主打营养素

现在胎宝宝器官的形成和发育正需要丰富的营养，孕妈妈虽然会有诸多不适应和不舒服的时候，但一定要坚强应对，要坚持多样补充、足量补充和优质补充的饮食原则。

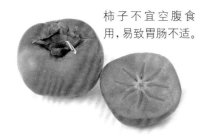

柿子不宜空腹食用，易致胃肠不适。

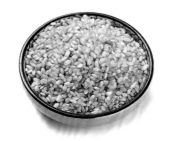

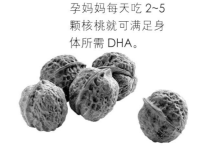

孕妈妈每天吃 2~5 颗核桃就可满足身体所需 DHA。

### ▶ 维生素 A——维护胎宝宝细胞功能

供给量：维生素 A 有维护细胞功能的作用，可保持皮肤、骨骼、牙齿、毛发健康生长，还能促进胎宝宝视力和生殖器官的良好发育。本月孕妈妈每天维生素 A 的摄入量为 0.8 毫克，80 克鳗鱼、65 克鸡肝、75 克胡萝卜、125 克紫甘蓝中的任何一种，都能满足孕妈妈的每日所需。

食物来源：维生素 A 大量存在于动物肝脏、鱼肝油、鱼子、牛奶、禽蛋、芒果、柿子、杏以及胡萝卜、菠菜、豌豆苗等黄绿色蔬菜中。

### ▶ 维生素 E——养颜又安胎

供给量：针对本月是流产高发期的特征，孕妈妈可适当补充维生素 E，能起到保胎安胎、预防流产的作用。建议孕妈妈每天摄入 14 毫克维生素 E。一般情况下，如果孕妈妈每天都能用富含维生素 E 的植物油来炒菜，即可获得充足的摄入量。

食物来源：除植物油外，富含维生素 E 的食物主要是坚果类，如花生、核桃、芝麻，以及瘦肉、乳制品、蛋类和未精制的谷类，如麦芽、糙米等。另外，蔬菜中的南瓜、西蓝花、紫甘蓝中也含有维生素 E。

### ▶ DHA——促进大脑及视力发育

供给量：如果孕妈妈体内缺少 DHA，胎宝宝的脑细胞膜和视网膜中脑磷脂质就会不足，这对胎宝宝大脑及视网膜的形成和发育极为不利，甚至会造成胎宝宝宫内发育迟缓。因此，孕妈妈从现在开始就要一周内至少吃一两次鱼，以吸收足够的 DHA，满足胎宝宝的大脑发育需求。

食物来源：孕妈妈可多吃些富含 DHA 类的食物，如核桃、松子、瓜子、杏仁、榛子、花生等坚果类食品，还包括海鱼、鱼油等。

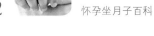

## 能吃不能吃，一看就知道

现在胎宝宝器官的形成和发育正需要丰富的营养，孕妈妈需要为胎宝宝多储备一些优质的营养物质，以满足他成长所需。该吃什么，不该吃什么，如何吃，别急，专家来帮你指点迷津。

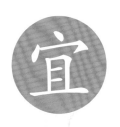

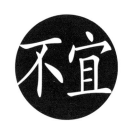

### ▶宜多吃抗辐射的食物

孕妈妈应多食用一些富含优质蛋白质、磷脂、B族维生素的食物，例如豆类及豆制品，以及鱼、虾、粗粮等。

具有防护效果的鲜艳蔬果包括：红色蔬果有西红柿、红葡萄柚等；绿色蔬果有油菜、芥菜、圆白菜、猕猴桃等。另外，白色食物如蘑菇、海产品、大蒜，黑色食物如芝麻糊等也有抗辐射效果。

### ▶宜每周食用一两次猪肝

猪肝富含铁和维生素A。为使猪肝中的铁更好地被吸收，建议孕妈妈坚持少量多次的原则，每周吃1~2次，每次吃25~30克。

### ▶宜每天吃1个苹果

在孕早期，孕妈妈的早孕反应比较严重，口味比较挑剔。这时候不妨吃个苹果吧，不仅可以生津止渴、健脾益胃，还可以有效缓解孕吐。

### ▶不宜多吃鸡蛋

孕妈妈吃鸡蛋过量，摄入蛋白质过多，容易引起腹胀、食欲减退、消化不良等症状，还可导致胆固醇增高，加重肾脏的负担，不利于孕期保健。所以，孕妈妈每天吃一两个鸡蛋即可，不宜多吃。

### ▶不宜吃腌制食品

腌制食品中含有可导致胎宝宝畸形的亚硝胺，所以孕妈妈不宜多吃、常吃这类食品，最好是不吃。同样，各种咸菜、咸甜菜肴和其他过咸的食物也尽量少吃。

### ▶不宜吃生食和不新鲜的食物

孕妈妈不宜吃生鱼、生肉、生鸡蛋以及未煮熟的鱼、肉、蛋等食品，这些食物不仅营养不易吸收，而且可能有细菌未被全部杀死的情况，会对孕妈妈和胎宝宝的健康造成威胁。

孕妈妈也不宜吃不新鲜的食物、不能确认的野生菌类以及变质或久放的水果、蔬菜等。

## 养胎不养肉的美食推荐

### 松仁玉米——排毒不长肉

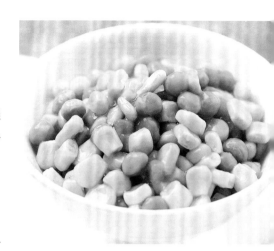

**原料：**鲜玉米粒 1 碗，胡萝卜 1/2 根，洋葱 1/2 个，豌豆、松仁各 1 小把，葱花、盐、白糖、水淀粉各适量。

**做法：** ❶ 胡萝卜、洋葱洗净切丁；豌豆、松仁洗净，备用。❷ 锅中放油烧热，放入葱花煸香，然后下胡萝卜、鲜玉米粒翻炒，再下洋葱、豌豆翻炒至熟，加盐、白糖调味，加松仁，出锅前用水淀粉勾芡。

**营养功效：**玉米富含膳食纤维，有利于孕妈妈的健康；松仁含有维生素 E、DHA 和镁元素，能满足本月胎宝宝骨骼、肌肉和大脑快速发育的需求。

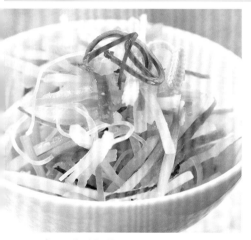

### 凉拌素什锦——补充多种维生素

**原料：**胡萝卜 1/2 根，豆腐皮 1 张，莴笋、芹菜各 1/2 棵，洋葱 1/2 个，竹笋 2 根，粉丝 1 圈，盐、白糖、香油、酱油各适量。

**做法：** ❶ 豆腐皮、胡萝卜、莴笋、竹笋、芹菜、洋葱切丝，与粉丝一同用热水焯一下，捞出放入盘中。❷ 加调味料拌匀即可。

**营养功效：**营养全面，能为孕妈妈和胎宝宝补充这一时段所需的各种维生素。

### 鱼香猪肝——补充维生素 A

**原料：**猪肝 1/2 个，泡辣椒 1 个，木耳 1 朵，莴笋 1 棵，姜片、葱片、盐、醋、白糖、水淀粉各适量。

**做法：** ❶ 猪肝洗净，切成片，将水淀粉、盐、醋、白糖、姜片、葱片、泡辣椒放入切好的肝片里拌匀。❷ 木耳泡发后洗净，莴笋洗净，切片备用。❸ 锅中放入油，将猪肝滑入锅中迅速炒散，再立即放入木耳和莴笋翻炒即可。

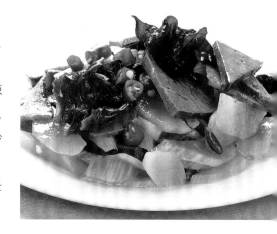

**营养功效：**动物肝脏富含维生素 A，特别适合本月胎宝宝头发开始生长的需要。

# 本月必知生活细节

这个月，有些孕妈妈的妊娠反应比较强烈，情绪也容易激动，易怒或多愁善感，出现晨昏乏力，身体不适、恶心呕吐等情况，对这些会影响胎宝宝健康的生活细节，孕妈准爸千万不能忽略。

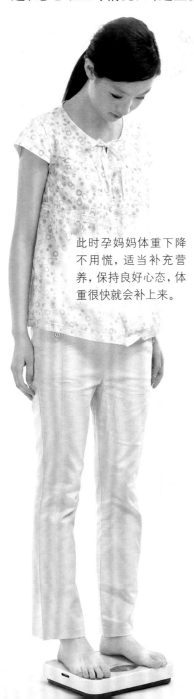

此时孕妈妈体重下降不用慌，适当补充营养，保持良好心态，体重很快就会补上来。

### 体重不增反降，对宝宝有影响吗

通常随着胎儿的增长，孕3月的孕妈妈体重会比孕前略有增长，但有的孕妈妈因为早孕反应严重，食欲缺乏，也会出现体重不增反降的情况。遇到这种情况，只要孕妈妈没有出现明显的营养不良症状，就不需要采取特殊措施。待孕妈妈度过这段早孕反应期，胃口渐好时，适当增加营养摄入，体重很快就会补上来。

### 风油精和清凉油，用还是不用

风油精和清凉油都具有止痒和轻度的消炎退肿作用，可用于防治头痛、头昏、蚊虫叮咬、皮肤瘙痒和轻度的烧伤、烫伤。但是，风油精和清凉油中含有樟脑、薄荷、桉叶油等成分。对孕妈妈来说，樟脑可穿过胎盘屏障，影响胎宝宝正常发育，尤其怀孕前3个月危害更大。所以，孕早期，孕妈妈最好不要用风油精和清凉油。如果孕妈妈用过几次，也不用太过紧张，定期做好产检就好。

### 安检对孕妈妈有影响吗

孕妈妈在乘坐地铁、飞机等交通工具时需要过安检，很多孕妈妈担心安检会对胎儿造成影响。正常情况下，地铁、飞机场里对人进行安检的都是金属探测仪，不会对人体造成影响，而只有行李才需要X线安检，且辐射量很微小，不会给孕妈妈造成影响。所以，孕妈妈可以安心过地铁安检。

不过，国外有些机场采用X线安检，要在这样的机场乘坐飞机时，孕妈妈应向工作人员说明情况，走绿色通道。

## 孕期痘痘横行，祛痘药膏能用吗

怀孕是女性的特殊生理阶段，这时的女性常常会因为身体状况的变化而变得敏感，身体抵抗力下降，皮肤易出现各种状况。怀孕后受激素的影响，孕妈妈皮肤的皮脂腺分泌量会增加，有些孕妈妈脸上就会长痘痘，但是不可随意涂抹祛痘药膏，因为再好的祛痘霜也不可能与"毒"隔绝，怀孕时应尽量避免使用，以免影响胎宝宝正在成形的神经系统生长发育。

## 对美白祛斑化妆品说"NO"

皮肤增白及祛斑类化妆品中因为含有无机汞盐和氢醌等有毒的化学药品，经常接触会导致染色体畸变率升高，还可能导致 DNA 分子损伤。这些有毒物质还可经母体胎盘传递给胎宝宝，使细胞生长和胚胎发育速度减慢，导致胚胎异常。孕妈妈在孕期应尽量选用不含香料、不含酒精、无添加剂或少添加剂的优质护肤产品。

孕妈妈暂时别化彩妆了。

可以选用婴儿用护肤品等。

## 鼻出血，不可大意

怀孕后血中的雌激素量要比怀孕前增加 25~40 倍，在雌激素影响下，鼻黏膜肿胀，易于破损出血。鼻出血时，要镇静，因为精神紧张会使血压增高而加剧出血。如果血液流向鼻后部，一定要吐出来，不可咽下去，否则会刺激胃黏膜引起呕吐，呕吐时鼻出血必然增多。如果孕妈妈反复发生鼻出血，需到医院进行详细检查是否存在局部或全身性疾病，以便针对原因，彻底治疗。

## 仍要小心致畸因素

虽然怀孕已经进入第 3 个月了，但胎宝宝对致畸因素依然敏感。此时孕妈妈依然要重视周围环境中的致畸因素，远离工作和家庭环境中的高辐射电器，暂时调离对胎儿有明确危害的岗位，不随意自行用药，不乱吃补药和补品。孕妈妈的食品和饮品也宜尽量购买相对安全的，能自己做最好。

除了上述几方面外，孕妈妈在工作、生活中还应注意避免接触铅、汞、镉等物质，尤其是无意中的接触。在接触后，孕妈妈也先不要慌，应及时向医生咨询，以便能控制接触时间、剂量等条件，做好防范工作，保护好胎宝宝。

## 上班族孕妈妈，注意避免久坐

由于孕妈妈腹部充盈，增大的子宫压迫腔内静脉，阻碍下肢静脉的血液回流，易发生下肢静脉曲张或会阴静脉曲张。此外，长时间相同的坐姿会妨碍子宫的血液循环和供给，直接影响胎宝宝大脑发育。又因为重力的影响，使身体低垂部位的静脉扩张、血容量增加，血液回流缓慢，会导致下肢静脉曲张。久坐危害多多，所以孕妈妈应时常站起来活动一下，避免长时间坐着不动。

## 阴道分泌物增多，可以用药物冲洗吗

很多孕妈妈会在孕 3 月发现阴道分泌物增加了，这是体内孕激素持续旺盛分泌导致的，是正常现象，孕妈妈不必惊慌。随着糖原的增加和多种激素的影响，孕妈妈可能还会出现外阴瘙痒及灼热症状，此时使用清水清洗外阴可缓解症状。孕妈妈需要注意，激素和糖原的影响会使孕妈妈容易患上各种阴道炎，所以除非是特别医嘱，孕妈妈最好不要用药物或冲洗液清洗外阴和阴道。

但如果孕妈妈出现外阴瘙痒严重，或者分泌物有异味的情况，可能是炎症影响，应向医生咨询，查明原因后，决定是否治疗。

## 改变你的坐姿，不要再跷二郎腿

孕妈妈想要坐下时，要先确定椅子是否稳固，不能眼不看就一屁股往后坐。可以先用手确定椅面的位置后慢慢地由椅边往里靠，直到后背笔直地倚靠在椅背上。最好选择有靠背，且有薄垫子的木椅，以上半身和大腿成 90° 的坐姿为宜。太往后仰肚皮肌肉会绷紧，使宝宝缺氧；太往前倾，又容易压迫胃部引起胃部不适。可以在脚下垫个矮凳，让双腿成 45° 抬起，支持上身，还有利于下半身血液循环，不易造成水肿。

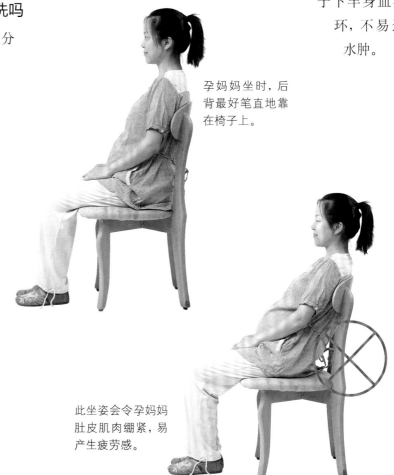

孕妈妈坐时，后背最好笔直地靠在椅子上。

此坐姿会令孕妈妈肚皮肌肉绷紧，易产生疲劳感。

# 写篇怀孕"月"记吧

本月产检备忘录：

那些难忘的事儿：

记录下自己的体重：

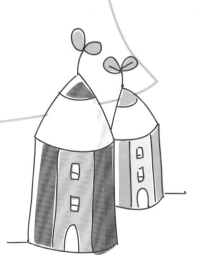

# 孕早期：黄体酮和人绒毛膜促性腺激素是个啥

## 黄体酮——维持妊娠的天然孕激素

黄体酮是由卵巢黄体分泌的一种天然孕激素，是维持妊娠所必需的激素物质，在孕初期的作用不容忽视。黄体酮可降低子宫肌的兴奋性，同时也降低了子宫肌对各种刺激的敏感性，达到孕早期抑制宫缩的作用。黄体酮还可以防止胚胎被母体排斥，维持胚胎稳定，从而使妊娠得以继续。总之，黄体酮对维持妊娠是必需的，因而称为"孕"激素。

黄体酮是一种孕激素，对黄体分泌不足、黄体酮缺乏引起的胚胎不稳固是有用的。当黄体酮水平低时，需要补充黄体酮来保胎。如果是胚胎自身存在问题，则没必要保胎。使用黄体酮类药物，应在医生指导下使用。

如果孕初期黄体酮低，还可遵医嘱补充天然黄体酮，如吃些大豆类的食物辅助增加黄体酮，但不能单独只从食物中获取，因为食物中黄体酮含量很低。

◗ 黄体酮正常值

| 测定时间 | 标本 | 旧制单位正常值 | 旧→新系数 | 法定单位正常值 | 新→旧系数 |
|---|---|---|---|---|---|
| 卵泡期 | 血 | (0.2~0.6) ng/ml | 3.18 | (0.6~1.9) nmol/L | 0.3145 |
| 黄体期 | 血 | (6.5~32.2) ng/ml | 3.18 | (20.7~102.4) nmol/L | 0.3145 |
| 孕 7 周 | 血 | (24.5±7.6ng) /ml | 3.12 | (76.4±23.7) nmol/L | 0.32 |
| 孕 8 周 | 血 | (28.6±7.9) ng/ml | 3.12 | (76.4±23.7) nmol/L | 0.32 |
| 卵泡期 | 血 | (24.5±7.6) ng/ml | 3.12 | (89.2±24.6) nmol/L | 0.32 |
| 孕 9~12 周 | 血 | (38.0±13.0) ng/ml | 3.12 | (118.6±40.6) nmol/L | 0.32 |
| 孕 13~16 周 | 血 | (45.5±14.0) ng/ml | 3.12 | (142.0±43.7) nmol/L | 0.32 |
| 孕 17~20 周 | 血 | (63.3±14.0) ng/ml | 3.12 | (197.5±43.7) nmol/L | 0.32 |
| 孕 21~24 周 | 血 | (110.9±35.7) ng/ml | 3.12 | (346.0±111.4) nmol/L | 0.32 |
| 孕 25~34 周 | 血 | (165.3±35.7) ng/ml | 3.12 | (514.8±111.4) nmol/L | 0.32 |
| 孕 35 周 | 血 | (202.0±47.0) ng/ml | 3.12 | (630.2±146.6) nmol/L | 0.32 |
| 孕 13~36 周 | 羊水 | 55 ng/ml | 3.12 | 171.6 nmol/L | 0.32 |
| 足月妊娠 | 羊水 | 26 ng/ml | 3.12 | 81.1 nmol/L | 0.32 |

# 人绒毛膜促性腺激素——胎盘滋养层细胞分泌的一种糖蛋白

人绒毛膜促性腺激素是由胎盘的滋养层细胞分泌的一种糖蛋白，它是由 α 和 β 二聚体的糖蛋白组成。

## ▶ 尿 HCG 检测

尿 HCG 检测，也就是平常的早孕试纸检测，尿中 HCG 水平达到 10，就可检测出来。女性怀孕 1 周时血清中的 HCG 水平就可达到 5~50 IU/L，而在晨尿中的 HCG 水平最高，可接近血清的水平，因此尿 HCG 检测以清晨的尿最佳，阳性率最高。

## ▶ 血 HCG 检测

血 HCG 检查是目前最早，也是最准确地测试是否怀孕的检查方式。血 HCG 检查一般是在性生活后 8~10 天抽血检查，可确认是否怀孕。HCG 在精子与卵子相遇后就进入母血并快速增殖一直到孕期的第 8 周，然后缓慢降低浓度直到第 18~20 周，进而保持稳定。

正常情况下，在月经延迟 1 天之后便可自测，但实际上不是所有女性 HCG 浓度升高的速度都是一样的。而血 HCG 检测往往在停经一两天后即可检测，所以最佳，也是最早的检测方式。

当出现了怀孕的症状后，一定要到医院做血 HCG 检查、B 超检查以及尿液检测等相应的检查，确认是否怀孕。

## ▶ 怀孕期间血清 HCG 水平（从着床时间算起）

怀孕周数

| 第2天~1周 | 1~2周 | 2~3周 | 3~4周 | 4~5周 | 5~6周 | 6~8周 | 2~3月 |
|---|---|---|---|---|---|---|---|

**HCG（IU/L）**

| 5~50 | 50~500 | 100~5000 | 500~10000 | 1000~50000 | 10000~100000 | 15000~200000 | 10000~100000 |
|---|---|---|---|---|---|---|---|

# 孕4月 管住嘴，迈开腿

亲爱的爸爸妈妈：

我已经安稳地度过孕早期的危险期了，妈妈可以放心些啦！我的重要内脏器官基本上已经形成，变成一个可爱的娃娃了。

妈妈的早孕反应是不是在慢慢减轻？胃口是不是越来越好了呢？我正处于快速生长发育阶段，妈妈要均衡摄入营养，不要担心长胖哦。

我在妈妈肚子里一天天长大，也能做各种各样的活动了，高兴的时候我还会翻跟斗呢！本月末，妈妈可能会感觉到我的"大动作"了。这是宝宝在跟妈妈打招呼呢！

我也喜欢爸爸的声音，希望爸爸多陪妈妈散散步，多给我讲讲外面的事情吧。

——你们的宝贝

# 再忙也要看的本月大事表

## 孕4月（13~16周）

宝贝，你一天天长大了，我要用最好的心情继续前行，与你一起感受成长的律动。

| | 胎宝宝在长 | 孕妈妈在变 | 本周特别注意 | 饮食要点 | 适宜的运动 |
|---|---|---|---|---|---|
| 孕13周 | ★ 能聆听声音<br>尽管胎宝宝耳朵还没发育完全，但已经能聆听声音了<br>★ 宝宝身长<br>约9厘米 | ★ 腰身丰满起来<br>孕妈妈的腰身丰满起来，腹部开始隆起<br>★ 应对招数<br>选购合适的孕妇装或宽松的衣服 | ★ 适度增加营养<br>本月是胎宝宝大脑高速发育的时期，应摄取均衡营养<br>★ 保证充足睡眠<br>每天保证8小时的睡眠时间，尽量午休 | ★ 每天60克脂肪<br>★ 粗细粮搭配<br>精米、精面可搭配一些小米、玉米等 | ★ 孕妇操、颈椎伸展运动、腿部运动<br>孕4月，孕妈妈进行适当的运动，能增强心肺功能，使肌肉放松 |
| 孕14周 | ★ 开始动手动脚了<br>能动手动脚，弯曲、伸展手和脚的各个关节了<br>★ 宝宝身长<br>约10厘米 | ★ 分泌物增多<br>有些孕妈妈阴道和宫颈分泌物增多<br>★ 应对招数<br>勤换洗内裤 | ★ 不宜服用碘制剂<br>碘摄入过量，会引起甲状腺功能紊乱，不建议服用<br>★ 适当性生活<br>进入孕中期，可以有适当性生活 | ★ 每周吃2次海产品<br>胎宝宝甲状腺开始起作用，易多吃些含碘食物 | |
| 孕15周 | ★ 胎毛布满全身<br>胎毛已布满他的全身，并辅助他调节体温<br>★ 宝宝身长<br>约12厘米 | ★ 牙龈出血<br>受雌激素影响，孕妈妈的牙龈多有充血或出血<br>★ 应对招数<br>勤刷牙，做好牙齿保健 | ★ 细嚼慢咽<br>吃饭时要细嚼慢咽，利于营养吸收<br>★ 均衡营养<br>孕妈妈宜保证营养均衡，重视食物的"质" | ★ 清淡饮食为主<br>营养均衡的同时，还应以全面且清淡的饮食为主 | ★ 鼓胸运动<br>1.坐位，身体松弛，把两手放在胸前<br>2.胸部向两侧扩展，慢慢地吸气，轻轻地吐出来 |
| 孕16周 | ★ 骨头硬化，呈暗红色<br>胳膊、腿已长成，关节也能灵活活动，骨头硬化，呈暗红色<br>★ 宝宝身长<br>约13厘米 | ★ 开始显山露水<br>大部分孕妈妈肚子开始显山露水<br>★ 应对招数<br>出行要注意安全，避开人流密集的时间段 | ★ 适当补钙<br>★ 注意口腔卫生<br>孕妈妈进食的食物种类较多，牙齿中易滋生细菌 | ★ 每天1杯牛奶、豆浆或酸奶<br>★ 每天6毫克 $\beta$-胡萝卜素<br>可多吃胡萝卜、西蓝花、菠菜、红薯、芒果等 | |

# 孕 4 月产检全知道

　　这个月，需要做检查的项目很多，尤其是唐氏筛查。有些医院不具备检查资质，需到别的医院进行检查。产检前，孕妈妈最好提前了解一下都需要做什么检查，以便提前做好准备。

## 本月产检项目

| 产检项目 | 检查内容和目的 | 标准值 |
|---|---|---|
| **体重检查** | 若妊娠期间每周平均体重增加超过 0.5 千克时，多有水肿或隐性水肿 | 14 周以前每周可增加 0.1 千克，15 周以后每周可增加 0.45 千克 |
| **血压检查** | 检测孕妈妈是否患有高血压或低血压 | 平均血压在 110/70 mmHg 到 120/80 mmHg 为正常 |
| **水肿检查** | 如果出现下肢水肿，指压时有明显凹陷，休息后水肿不消退时，建议赶紧测量血压，以防妊娠高血压综合征 | 指压时下肢皮肤不凹陷且血压不偏高即为正常 |
| **唐氏筛查（简称唐筛）** | 唐筛检查是化验孕妈妈血液中的甲胎蛋白（AFP）、人类绒毛膜性腺激素（β-HCG）、游离雌三醇（uE3）和抑制素 A（Inhibin-A）的浓度，并结合孕妈妈的年龄，运用计算机精密计算出每一位孕妈妈怀有唐氏症胎儿的概率 | 甲胎蛋白（AFP）一般范围为 0.4~2.5 MOM；血人绒毛膜促性腺激素的正常值 <10 μg/L；游离雌三醇参考值：孕早期 0~300 ng/L；孕中期 1000~8000 ng/L，孕晚期 5000~27000 ng/L |
| **测量宫高、腹围** | 测宫高和腹围是最直接获得胎宝宝生长数据的方式。每次产检时都要测量宫高及腹围，测量方法都是一样的 | 此时宫高宜在脐耻之间；从孕 16 周开始，腹围平均每周增长 0.8 厘米 |
| **尿常规** | 便于医生了解肾脏的情况 | 正常：尿蛋白、糖及酮体均为阴性 |
| **血常规** | 例行检查，随时监测孕妈妈身体状况 | 血红蛋白计数 110~160 g/L |

注：以上产检项目和数值可作为孕妈妈产检参考，具体产检项目以各地医院及医生提供的建议为准。

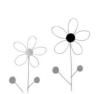

## 专家解读产检报告

唐氏综合征筛查：一般在怀孕第 15~20 周之间进行一次唐氏筛查，即唐氏综合征产前筛选检查的简称。唐氏综合征又称先天性痴呆或智障，这是一种最常见的染色体疾病。一般唐氏筛查是抽取孕妈妈 2 毫升血液，检测血清中甲胎蛋白（AFP）和人绒毛膜促性腺激素（HCG）的浓度，结合孕妈妈预产期、年龄、体重和采血时的孕周，计算出"唐氏儿"的危险系数。

了解了唐氏综合征是怎么回事后，我们来解读一下唐氏筛查报告单吧。

### ◗ HCG

为人绒毛膜促性腺激素的浓度，医生会将这些数据连同孕妈妈的年龄、体重及孕周通过计算机测算出胎宝宝唐氏综合征的危险度。

### ◗ AFP

是女性怀孕后胚胎肝细胞产生的一种特殊蛋白，作用是维护正常妊娠，保护胎宝宝不受母体排斥（起保胎作用）。

### ◗ 危险度

是 1 个比值，本报告中的 1∶40000 表明在 40000 个具有相同数据的孕妈妈中，仅有一人的胎宝宝具有患唐氏综合征的危险。一般来讲，这个比值低于 1/270，就表示危险度较低，胎宝宝患唐氏综合征的概率很低。但需注意的是，有时筛查会出现假阴性，所以一定要定时产检，孕 11~13 周时，医生会通过 B 超观察胎宝宝脖子后透明脂肪层厚度来判断是否有唐氏综合征危险，然后结合唐氏筛查结果，可以减少错误判断。

### ◗ 结果

"低风险"即表明低危险，孕妈妈大可放心。但万一出现"高危"字样，孕妈妈也不必惊慌，因为高风险人群中也不一定都会生出唐氏儿，还需要进行羊水细胞染色体核型分析确诊。

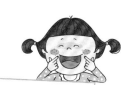

## 让你一次就通过的小秘密

### ◗ 做唐氏筛查的小秘密

做唐氏筛查时无需空腹，但与月经周期、体重、身高、准确孕周、胎龄大小有关，最好在检查前向医生咨询其他准备工作。另外，有些医院并没有做唐氏筛查的资质，需提前了解。

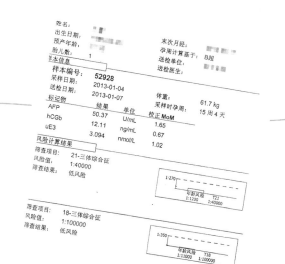

# 孕期营养补充宜与忌

随着胎宝宝的迅速成长，孕妈妈的食欲会随之增加，应格外注意增加蛋白质和维生素的摄取量。另外，由于胎宝宝的生长需要源源不断的热量，孕妈妈也要保证米和面等主食的摄入。

## 孕4月科学膳食结构表

**五谷类**
250~350 克
粗细粮比例可各占一半，保持体重增加在正常范围内

**蔬菜类**
400~500 克
每餐都要保证有两三种蔬菜

**水果类**
200~300 克
不可多食，更不可用水果代替蔬菜

**鱼类和海鲜**
90 克
孕中期可适当增加摄入，但要注意防过敏

**畜禽肉类**
50~100 克
相对于孕早期而言，可适度增加肉类摄入，但也不可过量

**食盐**
不超过 6 克
孕妈妈不可多吃盐，但也不必完全忌盐

**大豆和坚果类**
40~60 克
三餐中保证一餐有豆制品即可，坚果可作为加餐食用

**油脂**
25 克
和孕早期保持一致即可

**奶类**
300~500 克
每天早晚各 1 杯低脂牛奶或酸奶

**蛋类**
50 克
大致相当于 1 个鸡蛋的重量

### ◗ 孕妈妈每日食物表推荐

| 餐次 | 食谱推荐 | 所含营养素 | 食物替换 |
| --- | --- | --- | --- |
| 早餐 | 香菇荞麦粥 1 碗，鸡蛋 1 个，包子 1 个 | 蛋白质、多种维生素、膳食纤维、镁、钾等 | 荞麦口感较粗，不喜欢此口感的可以换成大米 |
| 中餐 | 米饭 1 碗，清蒸大虾小半盘，凉拌空心菜小半碗，银耳花生仁汤小半碗 | 蛋白质、维生素、钙、矿物质 | 米饭也可以换成海鲜炒饭 |
| 晚餐 | 虾肉水饺 1 碗，海蜇拌双椒小半碗 | 蛋白质、维生素、碘 | 虾肉水饺也可以换成牛肉馅的 |

## 本月主打营养素

本月胎盘已经形成，胎宝宝的各个器官组织，包括骨骼、五官、牙齿、四肢等迅速生长发育，大脑也进一步发育，对营养的需求也随之增加，孕妈妈千万不可忽视营养素的补充。

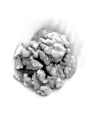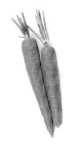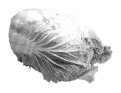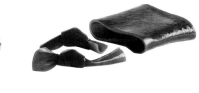

### ◈ 脂肪——胎宝宝生长发育的必需营养

供给量：本月胎宝宝进入急速生长阶段，孕妈妈要格外关注一下脂肪的补充。

食物来源：我们日常生活中食用的豆油、菜油、花生油、芝麻油等植物油和核桃、松子、花生等坚果以及鱼、虾、动物内脏等都富含脂肪。

### ◈ β-胡萝卜素——促进胎宝宝骨骼发育

供给量：β-胡萝卜素能够保护孕妈妈和胎宝宝的皮肤细胞和组织健全，特别能保护胎宝宝视力和骨骼的正常发育。孕妈妈每天食用 1 根胡萝卜，就能满足自身和胎宝宝的营养所需。

食物来源：β-胡萝卜素主要存在于深绿色或红黄色的蔬菜和水果中，如胡萝卜、西蓝花、菠菜、空心菜、红薯、芒果、哈密瓜、杏及甜瓜等。

### ◈ 多种维生素——让胎宝宝健康又聪明

供给量：为了帮助身体对铁、钙、磷等营养素的吸收利用，这个月要相应增加维生素 A、维生素 $B_1$、维生素 $B_2$、维生素 C、维生素 D、维生素 E 的供给。孕妈妈每天保证摄入多种类的蔬菜和水果，可保证胎宝宝先天体质和智力发育良好，拥有健康又聪明的好宝宝。

食物来源：孕妈妈可以尽量多地选择各种蔬菜和水果，比如西红柿、胡萝卜、茄子、白菜、葡萄、橙子等。

### ◈ 碘——促进甲状腺发育

供给量：从本月开始，胎宝宝的甲状腺开始起作用，能够自己制造激素了。孕妈妈要加强碘的补充。一般情况下，孕妈妈每天需要摄入碘为 175 微克，相当于每日食用 6 克碘盐。如果孕妈妈查尿碘含量低于 100μg/L，则要加大含碘食物摄入或在医生指导下服用碘丸。

食物来源：除碘盐外，富含碘的食物主要为海带、紫菜、海虾、海鱼、海参、海蜇、蛤蜊等海产品，另外，红薯、山药、白菜、菠菜、鸡蛋、胡萝卜中也含有碘，可适当多吃一些。

## 能吃不能吃，一看就知道

孕 4 月是胎宝宝的快速发育期，如果孕妈妈摄入的营养素不足，胎宝宝就会同母体抢夺营养素，因此孕妈妈要注意营养的补充。

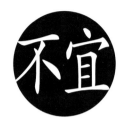

### ❥ 宜饮食均衡

进入孕中期，孕妈妈会觉得舒服多了，孕吐减轻，有精神了，也有胃口了，这时就好好地享受美食吧。在享受美食的同时还要认真了解各种食物所含营养，尽量做到注意饮食均衡，满足胎宝宝的成长需要。

### ❥ 宜正确食用酸味食物

很多孕妈妈都爱吃酸酸的食物，但是吃酸也有讲究。人工腌制的酸菜、醋制品中维生素、蛋白质等营养几乎丧失殆尽，而且亚硝酸盐含量较高，过多食用对孕妈妈、胎宝宝的健康无益。

所以，喜吃酸食的孕妈妈，最好选择既有酸味又营养丰富的西红柿、樱桃、杨梅、石榴、橘子、酸枣、葡萄、青苹果等。

### ❥ 不宜过量补钙

孕妈妈缺钙可诱发小腿抽筋或手足抽筋，胎宝宝发育也会受到影响。但是如果孕妈妈补钙过量，胎宝宝可能患高钙血症，不利于胎宝宝发育且有损胎宝宝颜面美观。

一般来说，孕妈妈在孕早期每日需钙量为 800 毫克，孕中后期增加到每日 1000~1200 毫克。

### ❥ 不宜过量补充水果

不少孕妈妈喜欢吃水果，甚至还把水果当蔬菜吃。虽然水果和蔬菜都含有丰富的维生素，但是两者还是有本质区别的。水果中的膳食纤维成分并不高，但是蔬菜里的膳食纤维成分却很高。过多地摄入水果，而不吃蔬菜，直接减少了孕妈妈膳食纤维摄入量，可能会引发妊娠糖尿病。

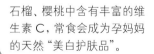

石榴、樱桃中含有丰富的维生素 C，常食会成为孕妈妈的天然"美白护肤品"。

## 养胎不养肉的美食推荐

### 海蜇拌双椒——帮助补碘

**原料：** 海蜇皮 1 张，青椒、红椒各 1 个，姜丝、盐、白糖、香油各适量。

**做法：** ❶ 海蜇皮洗净、切丝，温水浸泡后沥干；青椒、红椒洗净、切丝备用。

❷ 青椒丝、红椒丝拌入海蜇皮，加姜丝、盐、白糖、香油拌匀即可。

**营养功效：** 海蜇含碘丰富，有助于本月胎宝宝甲状腺的健康发育，进而促进其中枢神经系统和大脑的发育。

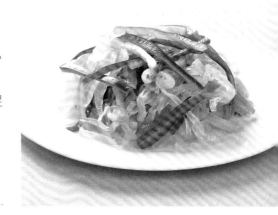

### 清蒸大虾——补充蛋白质和多种维生素

**原料：** 大虾 6 只，葱花、姜、料酒、醋、酱油、香油、高汤各适量。

**做法：** ❶ 大虾洗净，去脚、须、皮，择除虾线；姜洗净，一半切片，一半切末。

❷ 将大虾摆在盘内，加入料酒、葱花、姜片和高汤，上笼蒸 10 分钟左右；拣去姜片，然后装盘；用醋、酱油、姜末和香油调成汁，供蘸食。

**营养功效：** 大虾含丰富的优质蛋白质、维生素 A、维生素 $B_1$、维生素 $B_2$，有利于胎宝宝此阶段各个器官的快速发育。

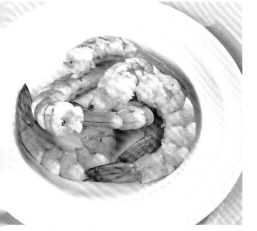

### 凉拌空心菜——排毒不长胖

**原料：** 空心菜 200 克，蒜末、盐、香油各适量。

**做法：** ❶ 空心菜洗净，放入沸水中焯 1 分钟，捞出，切段。 ❷ 蒜末、盐与少量水调匀后，浇入热香油；再和空心菜拌匀即可。

**营养功效：** 空心菜中膳食纤维含量极为丰富，可为孕妈妈轻松排毒，同时富含胡萝卜素，能够为胎宝宝视力发育提供助力。

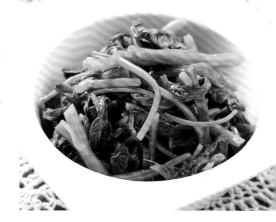

# 本月必知生活细节

孕 4 月，很多孕妈妈的早孕反应已经大大减轻甚至没有了，胃口大增，但孕妈妈在生活上仍然不能掉以轻心，时刻要记住，你已经是做妈妈的人了。

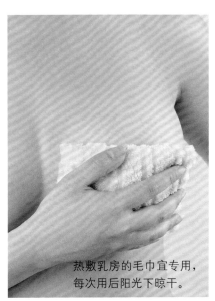

热敷乳房的毛巾宜专用，每次用后阳光下晾干。

### 乳房护理早知道

为了宝宝出生后能正常哺乳，孕妈妈可从孕 4 月就开始进行乳房护理，尤其是有乳头平坦或凹陷的孕妈妈。孕妈妈可以通过牵拉的方法，改善乳房血液循环，来增加乳头的韧性。在洗澡的时候，用湿毛巾擦洗乳头后，用手轻轻提拉、牵拉、捻转乳头，一直要坚持到分娩。

孕妈妈也可以给乳房按摩。每天早上起床和晚上睡觉前，分别用手由乳房周围向乳头旋转按摩 5~10 分钟，至乳房皮肤微红时止，最后再提拉乳头 5~10 次。

### 孕期体重增长多少合适

随着胎儿的生长发育，以及早孕反应结束，孕妈妈胃口变好，体重会不断增加。此时孕妈妈应注意体重增加比例。专家指出，孕妈妈在整个孕期增重以 10~15 千克为宜，孕早期因胎儿还较小，体重增加 2 千克为宜，孕中期每月平均体重增加 1.5 千克左右。孕妈妈可以通过适当锻炼、均衡的饮食结构、少量多餐，以及晚饭适量少吃等方式来控制体重。

### 孕期应避免吸二手烟

二手烟对孕妈妈、胎儿及孩子各个成长阶段的健康有着负面影响，是导致孕妈妈发生妊娠高血压综合征等妊娠合并症的重要危险因素。有研究表明，孕早期二手烟可能会影响胎儿神经系统发育；孕中晚期二手烟会影响胎盘的血液供应、营养输送。因此，孕妈妈应避开人群密集的地方，尽量避免吸入二手烟。准爸爸也应克制自己，不要吸烟。

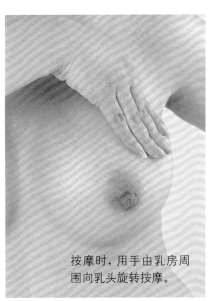

按摩时，用手由乳房周围向乳头旋转按摩。

## 如何预防妊娠纹

进入孕中期，胎儿和子宫快速变大，孕妈妈的体重也快速增加，孕妈妈皮肤的代谢速度无法跟上子宫增长速度，皮肤的弹性纤维和胶原纤维超过弹性限度的伸长，纤维发生断裂，妊娠纹就出现了。若孕 4 月没有出现，到了孕 5 月，最晚到孕 6 月，纵横交错的妊娠纹就会出现在大多数孕妈妈的乳房、腹部、臀部、大腿。

妊娠纹一旦形成，几乎是不可能完全修复的。所以早干预是减少或预防妊娠纹的主要手段，而在孕 4 月早期进行防护，对防止妊娠纹形成还不算晚。孕妈妈从现在开始就采取以下的行动。

### 控制体重

如果孕妈妈孕期体重增长过快，皮下组织会被过分撑开，皮肤中的胶原蛋白弹性纤维断裂，就容易产生妊娠纹。

### 坚持按摩

适度按摩肌肤可以有效地增加皮肤和肌肉的弹性，保持血流顺畅，减轻或阻止妊娠纹的产生。

### 保持滋润

干燥的肌肤被拉扯的感觉会格外强烈。每天洗浴后，涂抹具有保湿润肤效果的甘油或乳液，可改善此情况。

## 不可忽视皮肤瘙痒

许多孕妈妈会遭遇皮肤瘙痒的困扰，尤其是随着腹部的增大导致的腹部局部瘙痒，这是由于胶原蛋白断裂，出现了妊娠纹造成的，可用橄榄油按摩缓解。

如果异常瘙痒，属于病理性瘙痒，最好去医院诊治，不可擅自用药止痒。因胆汁酸增高引起的皮肤瘙痒，有可能是妊娠期肝内胆汁淤积症的表现。胆汁淤积可造成胎儿发育不良，所以孕妈妈发现皮肤瘙痒，可到医院抽血化验胆汁酸，排除胆汁淤积的可能。如胆汁酸过高，应在医生的指导下用药，使胆汁酸控制在正常范围内。

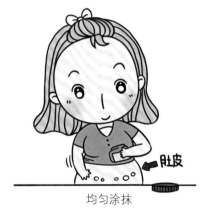

肚皮

均匀涂抹

从怀孕前就开始在腹部等部位涂抹润肤霜，可以大大减少妊娠纹出现。

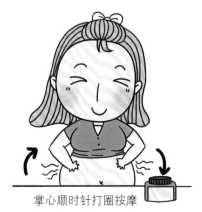

掌心顺时针打圈按摩

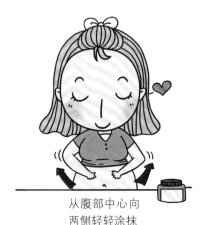

从腹部中心向两侧轻轻涂抹

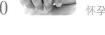

## 不宜忽视阳光的作用

阳光中的紫外线具有杀菌消毒的作用，更重要的是通过阳光对人体皮肤的照射，能够促进人体合成维生素 D，进而促进钙质的吸收，既有助于孕妈妈补钙，又有助于胎宝宝骨骼发育。

因此，在怀孕期间孕妈妈要多进行一些室外活动，多晒晒太阳。

## 孕妈妈慎用暖宝宝贴

暖宝宝贴是一种新型方便的高科技取暖产品，使用时只需往相应部位一贴，立刻就能发热，温度最高可达 68℃，而且持续的时间较长。但孕妈妈不适合用暖宝宝贴，因为其温度过高，孕妈妈如果在肚腹部位贴上暖宝宝，胎宝宝对温度比较敏感，会不适应这种高温，可引起胎宝宝胎动不安，对胎宝宝发育不利。

## 眼睛酸涩，能用眼药水吗

怀孕后，孕妈妈会发现自己眼睛特别容易累，经常出现眼睛酸涩的情况，此时不注意保护易导致视力下降。

孕妈妈不宜随便使用眼药水，以免对胎儿造成影响。最好的方法是每连续工作 1 个小时后，就抽空闭目养神 5 分钟。若觉得眼睛酸涩或疲劳，就站起来活动，或者眺望远处的绿景。孕妈妈也可以在自己办公室摆放一些绿色的植物，在工作间隙看一看，不仅能缓解视觉疲劳，还能净化空气。

## 摆放花草有讲究

有些花草可能会让孕妈妈产生不适，所以孕妈妈的居室不宜出现这类花草：茉莉、丁香、水仙等具有浓郁香味的花卉，容易引起孕妈妈食欲下降，甚至恶心、呕吐、头痛；万年青、五彩球、洋绣球、迎春花等可能导致孕妈妈皮肤过敏；夜来香、丁香吸进氧气，呼出二氧化碳，会与孕妈妈争抢氧气。

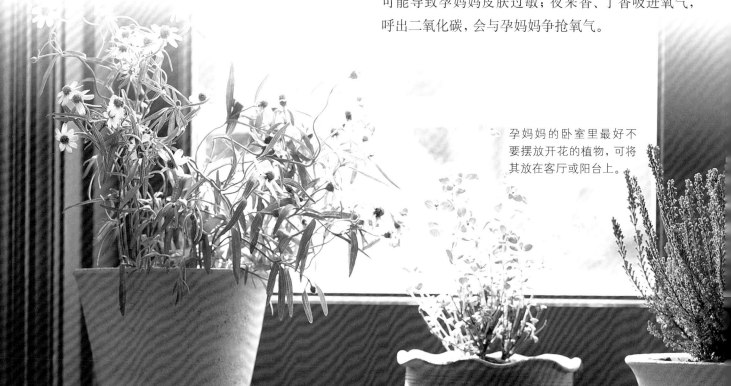

孕妈妈的卧室里最好不要摆放开花的植物，可将其放在客厅或阳台上。

# 写篇怀孕"月"记吧

本月产检备忘录:

那些难忘的事儿:

记录下自己的体重:

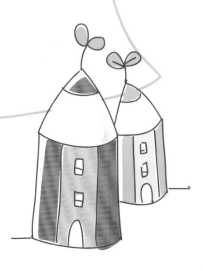

# 孕5月 胎动，奇妙的感觉

亲爱的爸爸妈妈：

上个月末，妈妈可能感觉到我轻微的动作了。不过，这个月开始，我又长大了许多，也变得更爱运动了。妈妈的肚子里好温暖，吃饱喝足睡好后，我会时不时地伸伸胳膊，踢踢腿，还会打个喷嚏。妈妈一定不要太惊讶哦！

宝宝已经适应了妈妈给我的小窝，妈妈的各种不适是不是已经没有了？妈妈胃口是不是越来越好了？别担心会长胖，多吃些有营养的食物吧。我会贪婪地吸收妈妈摄取的营养，快快长大的。

我特别喜欢妈妈抚摸我，跟我讲话，爸爸妈妈记得多跟我聊天哦！

——你们的宝贝

# 再忙也要看的本月大事表

## 孕5月（17~20周）

宝贝，你在妈妈的肚子里游来游去，伸胳膊、踢腿的，妈妈感觉很幸福。

| | 胎宝宝在长 | 孕妈妈在变 | 本周特别注意 | 饮食要点 | 适宜的运动 |
|---|---|---|---|---|---|
| 孕17周 | ★ 皮下脂肪形成<br>胎宝宝开始形成褐色的皮下脂肪<br>★ 宝宝身长<br>约16厘米 | ★ 小腹更加突出<br>在肚脐和耻骨间能摸到一团硬东西，即子宫上部<br>★ 应对招数<br>定期产检，确认子宫底高度是否在正常范围 | ★ 不偏食、不挑食<br>孕妈妈要保证饮食多样化，满足宝宝需求<br>★ 若出现腹部持续疼痛需及时就诊 | ★ 每天50~100克鱼肉、禽肉、蛋类<br>摄入足够蛋白质<br>★ 米面和杂粮搭配食用 | ★ 做锻炼骨盆的运动<br>孕妈妈坚持做锻炼骨盆的运动，可减轻怀孕时的腰酸背痛 |
| 孕18周 | ★ 宝宝进入活跃期<br>胎宝宝翻滚、跳跃、拳打脚踢无所不能<br>★ 宝宝身长<br>约16厘米 | ★ 鼻塞、鼻黏膜充血、鼻出血<br>与孕期内分泌变化有关<br>★ 应对招数<br>不要滥用滴鼻液和抗过敏药物，多喝水 | ★ 不要穿高跟鞋<br>应选择防滑的平底鞋，保持身体平稳<br>★ 提防铅污染<br>不用报纸包食物，不用带漆的筷子和容器，不吃松花蛋，减少吸入汽车尾气 | ★ 适当吃坚果<br>利于胎宝宝神经元的连通<br>★ 荤素搭配<br>肉类和蔬菜、水果搭配食用 | |
| 孕19周 | ★ 产生髓鞘<br>胎宝宝身体内产生了髓鞘，可保护其体内所有神经<br>★ 宝宝身长<br>约20厘米 | ★ 乳房增大<br>乳房增大，乳晕、乳头颜色变深<br>★ 应对招数<br>做好乳房护理 | ★ 坚持数胎动<br>最好每天晚间8~9点数胎动，胎动一般每小时3~5次<br>★ 纠正乳头凹陷<br>使用乳头矫正器纠正凹陷乳头 | ★ 每天10微克维生素D<br>可从鱼肝油、鸡蛋、鱼、虾等中获取<br>★ 每天补充1000毫克钙 | ★ 做大腿肌肉伸展运动<br>1.仰卧，一腿伸直，另一腿稍屈，伸直的腿利用脚趾的收缩紧缩大腿、臀部和肛门的肌肉，然后放松<br>2.两腿交替练习，每日反复10次 |
| 孕20周 | ★ 感觉器官进一步发育<br>味觉、嗅觉、听觉等各感觉神经细胞"入住"脑部指定位置<br>★ 宝宝身长<br>约20.5厘米 | ★ 出现尿频、呼吸困难<br>由于子宫增大，压迫胃、肾、肺等器官所致<br>★ 应对招数<br>及时排便；感觉不适，适时休息 | ★ 适当运动<br>可增加心肺功能，适应血液循环和呼吸系统不断增加的负荷<br>★ 预防孕期痔疮<br>多吃含膳食纤维的食物，提高消化能力 | ★ 适当补充维生素A<br>可适当吃些胡萝卜等<br>★ 每天补充50微克硒<br>多食动物肝脏、富硒米、牛奶、蘑菇等 | |

# 孕 5 月产检全知道

　　此时期孕妈妈可进行自我监测, 方法有很多: 测胎动、听胎心及检查子宫底的高度等。这些项目, 准爸爸可以和孕妈妈一起做。每天晚饭后一起来测量胎宝宝成长情况, 不仅有利胎宝宝健康, 也是一种胎教。

## 本月产检项目

| 产检项目 | 检查内容和目的 | 标准值 |
|---|---|---|
| 体重检查 | 通过了解孕妈妈的体重增长情况对孕妈妈进行合理的饮食指导 | 孕 15 周以后至分娩, 每周可以稳定增加 0.45 千克, 每周以不超过 0.5 千克为原则 |
| 血压检查 | 检测孕妈妈是否患有高血压或低血压 | 平均血压在 110/70 mmHg 到 120/80 mmHg 为正常 |
| 尿常规 | 便于医生了解肾脏的情况 | 正常:尿蛋白、糖及酮体均为阴性 |
| 听胎心音 | 贴在孕妈妈的腹部听胎心音, 取脐部上、下、左、右四个部位听。孕妈妈的亲人、家人也可听胎心音 | 正常胎心跳一般在每分钟 120~160 次 |
| 胎动 | 胎动的次数、快慢、强弱等可以提示胎宝宝的活动状况 | 如果 12 小时内胎动少于 10 次, 或 1 小时内胎动小于 3 次, 往往表示胎儿缺氧 |
| 测量宫高、腹围 | 参考这两项数值来了解胎宝宝的大小及增长情况 | 宫高正常: 18 (15.3~21.4) 厘米<br>腹围正常: 82 (76~89) 厘米 |
| 血常规 | 例行检查, 及时监测孕妈妈身体健康状况 | 血红蛋白计数 110~160 g/L |

注:以上产检项目和数值可作为孕妈妈产检参考, 具体产检项目以各地医院及医生提供的建议为准。

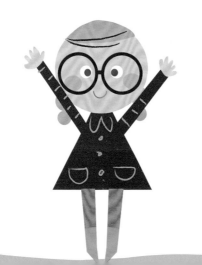
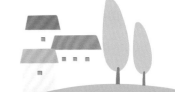

## 专家解读产检报告

目前，医院里普遍用到的是多普勒听诊器，可以在胎宝宝 12 周时听到像马蹄声一样的心跳。

每次产检还会测量宫高及腹围，以估计胎宝宝的发育情况。孕妈妈可对照以下表格中数值，看胎宝宝发育是否正常。

宫高的测量：从下腹耻骨联合处至子宫底间的长度为宫高。

腹围的测量：通过测量平脐部环腰腹部的长度即可得到。

### ◗ 宫高和腹围的标准

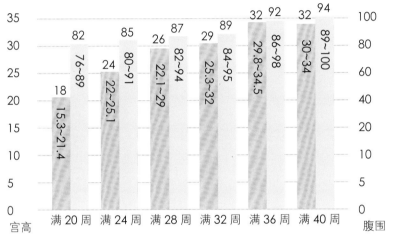

宫高、腹围正常标准表（单位：厘米）

■ 宫高测量方法：孕妈妈排尿后，平躺，准爸爸从耻骨联合处量至子宫顶端，即为宫高。

■ 腹围测量方法：孕妈妈平躺或站立，准爸爸拿尺子沿孕妈妈肚脐，绕腰部一周即为腹围。

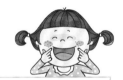

## 让你一次就通过的小秘密

### ◗ 正确测量宫高、腹围的小秘密

测量腹围时可取立位，测量宫高一般是仰躺，这两项检查都没有疼痛感，孕妈妈不必紧张，要保持平稳的呼吸，以免影响测量结果。

不少孕妈妈自己在家量腹围后再跟标准表一对照，发现不对就很紧张，担心胎宝宝发育不好，有的甚至特地为这个去趟医院。

实际上，腹围的增长情况不可能完全相同。这是因为怀孕前每个人的胖瘦不同，腹围也不同。有的孕妈妈孕后体重迅速增加，腰围、腹围增长都比别人快；有的孕妈妈妊娠反应较重，进食少，早期腹围增加不明显，等到反应消失，体重增加后腹围才开始明显增加。

# 孕期营养补充宜与忌

这个月，孕妈妈更加真切地感受到胎宝宝了。为适应孕育宝宝的需要，孕妈妈需要充足的蛋白质和能量。考虑到胎宝宝骨骼发育和即将开始的视网膜发育，孕妈妈还应注意补充维生素 A 和钙。

## 孕 5 月科学膳食结构表

**五谷类**
250~450 克
适当增加粗粮比例，可食黑米饭或各色豆饭，以及全麦面包等

**蔬菜类**
300~500 克
应多选用绿叶蔬菜、深色蔬菜，如菠菜、空心菜、莴笋叶、蘑菇、紫甘蓝、裙带菜等

**水果类**
200~300 克
水果可任意选择，酸味水果如橘子、青苹果等，有助于增进食欲

**鱼类和海鲜**
100 克
含 DHA 和 EPA，对胎宝宝大脑和视神经发育有益，一周吃两三回

**畜禽肉类**
50~100 克
红肉中铁、锌等微量元素含量高，可选择猪瘦肉、牛肉、羊肉等

**食盐**
不超过 6 克
饮食不能太咸，以防孕期水肿

**大豆和坚果类**
40~60 克
每天摄入 300 克豆腐或上下午各 1 小把开心果即可

**油脂**
25 克
选择包括大豆油、芝麻油或茶子油在内的多种植物油

**奶类**
300~500 克
每天喝 1 杯低脂牛奶或酸奶

**蛋类**
50 克
大致相当于 1 个鸡蛋的重量

### ❥ 孕妈妈每日食物表推荐

| 餐次 | 食谱推荐 | 所含营养素 | 食物替换 |
| --- | --- | --- | --- |
| 早餐 | 花生排骨粥 1 碗，香菇肉包 1 个 | 碳水化合物、热量、蛋白质等 | 不喜吃香菇肉包的孕妈妈，可用素包子代替 |
| 中餐 | 阳春面 1 碗，鸡茸干贝小半盘或黄瓜腰果虾仁半碗 | 蛋白质、维生素、钙、硒、脂肪等 | 阳春面营养已经很丰富，孕妈妈再选择 1 份自己喜欢的菜品就可以了 |
| 晚餐 | 玉米面发糕 1 块，青椒土豆丝小半碗 | 碳水化合物、维生素 | 玉米面发糕可换成枣糕或者花卷、炒饭 |

## 本月主打营养素

本月是胎宝宝骨骼和牙齿发育的关键期，除了要保证蛋白质、维生素、碳水化合物、矿物质的充分供给外，还要特别注意补充含钙的食物。另外，这个阶段胎宝宝的大脑开始分区，孕妈妈还要适当摄取蛋白质和硒，以补充胎宝宝大脑发育所需营养。

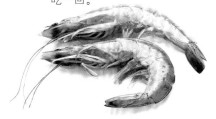

虾中含丰富的钙和硒，孕妈妈可每周吃一回。

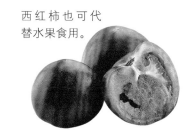

西红柿也可代替水果食用。

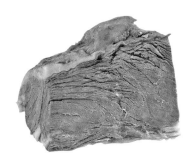

### ▶ 钙——胎宝宝骨骼发育的"原动力"

供给量：本月是胎宝宝身高生长关键期，孕妈妈要适当补钙。补钙要讲究适度、适量、适时原则，孕中期每天需补充1000毫克，孕晚期可补充1200毫克。

食物来源：每天早、晚各喝250毫升牛奶，可补钙约600毫克；多吃含钙丰富的食物，如鱼、虾等。

### ▶ 硒——保护胎宝宝心血管和大脑发育

供给量：硒对胎儿的生长发育有促进作用，是维持心脏正常功能的重要元素。孕妈妈每天需要补充50微克硒，来保护胎宝宝心血管和大脑的发育。需要提醒孕妈妈的是，不宜过量补硒，摄入过量的硒可导致中毒，出现脱发、脱甲等症状。

食物来源：硒元素存在于很多食物中，如动物肝脏、海产品(海参、海带、海蜇皮、对虾、紫菜等)、蔬菜(西红柿、南瓜、大蒜、洋葱、白菜、菠菜、芦笋等)、富硒米、牛奶和奶制品以及各种菌类。

### ▶ 蛋白质——适当增加摄入量

供给量：蛋白质是维持胎宝宝生长发育和生命的主要营养素。孕妈妈从本月起每天应摄入80~85克的优质蛋白质。

食物来源：孕妈妈可以参考以下的换算方法来补充蛋白质。畜禽类：10克蛋白质相当于25克牛肉或35克鸡胸肉；鱼虾类：9克蛋白质相当于30克河虾或25克鱼肉；蛋类：6克蛋白质相当于25克鸡蛋；豆类：6克蛋白质相当于300克豆浆；奶类：4克蛋白质相当于125毫升牛奶；坚果类：4克蛋白质相当于15克葵花子。

## 能吃不能吃，一看就知道

　　孕妈妈需要将更多的精力放在增加营养上，除不断变换食物花样，还要格外注意营养均衡和搭配。饮食需要丰富多样化，荤素、粗细搭配均匀。另外，本月是胎宝宝智力发育的关键时期，尽量不要吃松花蛋等含铅的食物。

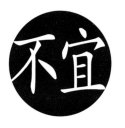

### ➧ 宜适当食用芹菜，缓解失眠

　　有些孕中期女性因为腹部增大，身体不适，以及担心未来宝宝健康等问题，会出现失眠现象。可用连叶带根的芹菜煮粥，或者将芹菜与新鲜酸枣一起煮水喝，有安眠的作用。如果睡眠质量差到忍无可忍，孕期可以适当选用安神的中药。但一定要在医生的指导下服用，同时不可连续服用超过 1 周。

### ➧ 孕期宜多吃鱼

　　鱼肉含有丰富的优质蛋白质，还含有两种不饱和脂肪酸，即二十二碳六烯酸（DHA）和二十碳五烯酸（EPA），对大脑的发育非常有好处。所以，孕期多吃鱼有益于胎宝宝大脑发育。

### ➧ 不宜饮食太咸，以防孕期水肿

　　孕妈妈这个时期容易发生水肿，这时应该注意，饮食不宜太咸。要定期产检，监测血压、体重和尿蛋白的情况，注意有无贫血和营养不良，必要时要进行利尿等治疗。孕妈妈应注意休息，每天卧床休息至少 9~10 小时，中午最好平卧休息 1 小时，左侧卧位有利于水肿消退。已经有些水肿的孕妈妈，睡觉时把下肢稍垫高可缓解症状。此外，还要进食足够量的蔬菜、水果。

### ➧ 不宜吃松花蛋，谨防血铅高

　　孕妈妈的血铅水平高，可直接影响胎宝宝正常发育，尤其会对胎宝宝的神经系统发育产生影响。

　　所以一定要注意食品安全，松花蛋及罐头食品等都可能含有铅，孕妈妈尽量不要食用。

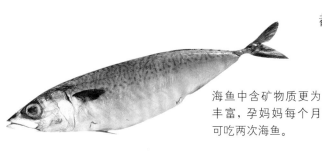

海鱼中含矿物质更为丰富，孕妈妈每个月可吃两次海鱼。

**养胎不养肉的美食推荐**

## 黄瓜腰果虾仁—— 低脂又补钙

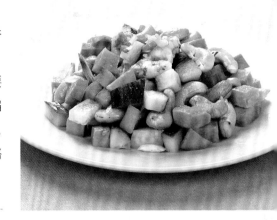

**原料：**黄瓜 1/2 根，腰果 6 颗，虾仁 4 只，胡萝卜 1/3 根，葱花、盐、香油各适量。

**做法：**❶ 黄瓜、胡萝卜冲洗干净，分别切丁备用。❷ 锅中加适量油，将腰果炸熟，备用；虾仁用开水焯烫，捞出备用。❸ 锅内放入底油，放葱花煸出香味，倒入黄瓜、腰果、虾仁、胡萝卜同炒，加入盐，淋上香油，出锅即成。

**营养功效：**虾仁富含蛋白质，且脂肪含量低，能很好满足本月胎宝宝骨骼和牙齿发育的营养需求。

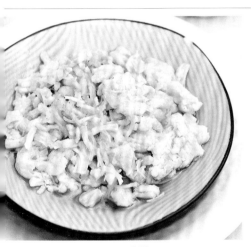

## 鸡茸干贝——补充钙和硒

**原料：**鸡胸肉 1/3 碗，干贝 1 把，鸡蛋 2 个，盐、高汤各适量。

**做法：**❶ 鸡胸肉用刀背砸成茸泥；干贝洗净，放入碗内，加清水，上笼屉蒸 1.5 小时，取出后用刀面压碎。❷ 鸡茸碗内兑入高汤，打入鸡蛋，快速搅拌均匀，加入干贝碎、盐拌匀。❸ 油锅烧热，将鸡茸干贝下入，不断翻炒，待鸡蛋凝结成形时即可。

**营养功效：**干贝富含钙和硒，能补充钙质，还能为这一时期胎宝宝心脏和神经系统的发育提供助力。

## 玉米面发糕——有利于胎宝宝视网膜发育

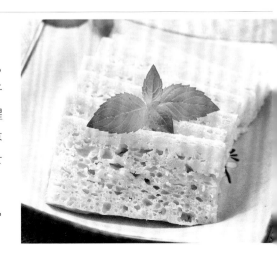

**原料：**面粉、玉米面各 1/3 碗，红枣、泡打粉、酵母粉、白糖、温水各适量。

**做法：**❶ 将面粉、玉米面、白糖、泡打粉先在盆中混合均匀；酵母粉溶于温水后倒入面粉中，揉成面团。❷ 将面团放入蛋糕模具中，放温暖处醒发 40 分钟左右至两倍大。❸ 红枣洗净，加水煮 10 分钟；将煮好的红枣嵌入发好的面团表面，入蒸锅。❹ 开大火，蒸 20 分钟，立即取出，取下模具，切成厚片即可。

**营养功效：**玉米中的维生素 A，对胎宝宝本月的智力、视力发育都有好处。

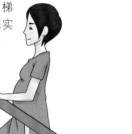

# 本月必知生活细节

　　孕 5 月的孕妈妈身体处于相对稳定阶段，既没有孕早期令人不适的早孕反应，也不用过分担心胎宝宝的安全，现在需要注意的是怎么保养好身体，远离孕期疾病，为胎宝宝和自己的身体健康继续加油。

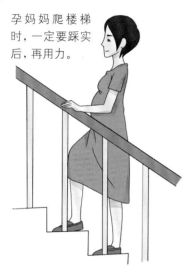

孕妈妈爬楼梯时，一定要踩实后，再用力。

### 上下楼梯注意安全

　　孕妈妈上楼梯时，腰部要挺直，脚尖先踩地，脚后跟再落地，落地后立即伸直膝关节，并将全身的重量移到该脚上，这时再以同样的方式抬起另一脚。如果楼梯有扶手，最好扶着扶手慢慢爬梯而上，这样比较安全。下楼梯时，要踩稳步伐，手仍然要攀着扶手，不要过于弯腰或挺胸凸肚，看准脚前阶梯再跨步，看得准自然就走得稳。

### 怀孕能长时间站立吗

　　孕中期，孕妈妈的血压会较正常人低，如果久站，脑部的血液供应不足，会产生眩晕的感觉。所以，孕妈妈最好不要长时间站立，建议每隔 30 分钟就坐下休息。怀孕期间如需变换姿势或位置时，应尽量放慢速度。

### 尽量少拎重物

　　怀孕期间尽量少拎重物，过重的物体会压迫腹部引起过度劳累，导致胎宝宝不适。遇到拎重物的情况，尽量找别人帮忙。也可使用自行车之类的工具代劳，以孕妈妈不感觉到吃力为宜。

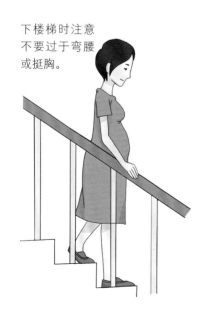

下楼梯时注意不要过于弯腰或挺胸。

### 避免接触花粉

　　孕妈妈要避免接触易引起过敏症状的花粉。因为一旦孕妈妈出现过敏症状，少不了用药治疗，然而有些药物对胎宝宝的发育会造成影响。此外，据调查发现，孕妈妈如果吸入花粉过多，所生的宝宝抵抗哮喘病的能力较弱。因此，孕妈妈要尽量避免接触花粉。

## 失眠，影响胎宝宝发育吗

大多数孕中期孕妈妈的失眠都不是病理性的，而是因为子宫增大压迫腹腔，使睡眠时产生不适，引发失眠。有些孕妈妈也可能会因为怀孕后精神兴奋、紧张、忧虑，导致失眠。

孕妈妈失眠先不要惊慌，也不必顾虑失眠对胎儿产生的影响，因为轻度失眠基本没有危害。生活中不要多想，也可以运用一些使自己放松的方法，如改善卧室环境、睡前泡泡脚、读读书等，改善睡眠状况。

若孕妈妈实在难以入睡，已经严重影响到身体状况，可在医生指导下适当使用药物。

除了子宫压迫腹部，心情紧张外，睡前喝了很多水、白天活动量少、睡眠太多、饮用提神的饮料、作息不规律等因素也易导致孕妈妈夜晚失眠。此时孕妈妈宜根据自己的情况，适当做出调整。

## 头晕眼花是怎么回事

孕中期，导致孕妈妈出现头晕眼花的原因很多，血容量中血浆增加，血液被稀释，形成生理性贫血。出现生理性贫血可导致孕妈妈头晕眼花；血容量增加引起孕妈妈血压升高，也易造成头晕眼花；而妊娠反应严重，并持续到孕中期的孕妈妈，可能会因为营养供应不足，引发血糖低，导致头晕眼花。

孕妈妈若出现头晕眼花，应根据原因采取补救措施。因贫血导致头晕眼花，宜多吃有补血功效的动物肝脏和瘦肉；血压高则要低盐饮食；营养不足则要增加饮食摄入。

## 随时拔掉电器插头

怀孕后，孕妈妈要特别注意家里电器的插头了。当电器插上插头时，即使没有开电源开关，仍有微量电流通过，也会产生微量电磁波。所以，若不使用电器时，应把插头拔掉，既可避免不必要的电磁波辐射，还可节省用电。

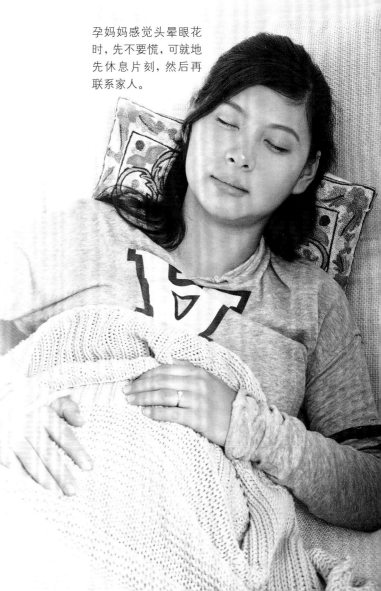

孕妈妈感觉头晕眼花时，先不要慌，可就地先休息片刻，然后再联系家人。

## 生活小妙招消水肿

孕妈妈日益增大的子宫压迫静脉而影响其回流，或孕期内分泌变化引起体内水钠潴留，都可导致血容量增加引起水肿。孕期注意下面这些生活细节，可帮你缓解水肿烦恼。

❤注意休息。每天卧床休息至少 8 个小时，中午最好休息 1 小时，左侧卧位有利于水肿消退。

❤坐着的时候，把脚稍稍垫高。

❤饮食不宜太咸。

❤要定期产检，监测血压、体重和尿蛋白的情况，注意有无贫血和营养不良，必要时要进行利尿等治疗。

❤穿着舒适的鞋子和袜子。

❤适当做些运动，如散步、游泳、台阶运动、按摩等。

## 孕期遭遇妊娠斑

约 1/3 的孕妈妈会产生妊娠斑，但没必要太担心，此时注重补充维生素可预防妊娠斑。含有丰富维生素的水果如猕猴桃、西红柿、草莓及富含维生素 $B_6$ 的奶制品等对于预防妊娠斑都较为有效。其次注意防晒。孕妈妈尽量减少长时间在太阳下暴晒，炎热夏季出门也要戴帽子或打遮阳伞。

即使最后还是出现了妊娠斑，孕妈妈也不要伤心，就把它当成是生育健康宝宝的成功勋章吧。

## 牙神经暴露、长智齿，怎么办

牙神经暴露不仅令孕妈妈疼痛难忍，而且它所引起的牙髓炎还会感染神经，直接对胎儿造成影响。所以孕妈妈若有深龋，最好在孕前进行治疗。若孕期中发现牙神经暴露，孕妈妈要待孕中期后，到医院询问医生，先采取封闭治疗，待分娩后再进行根管治疗。

一般长了智齿最好的办法就是将其拔除，但手术的并发症较多；再次是接受 X 线检查照射后拔出。但是，孕妈妈在孕期不能接受 X 线检查照射，因此要选择保守治疗。如果不是很严重，到医院上药冲洗、消毒即可，之后要注意口腔卫生，饭后及时刷牙漱口。如果已影响孕妈妈生活，可先向医生咨询暂时的解决办法，等到宝宝降生以后再将其拔掉。

如果孕期牙痛严重，孕妈妈也别硬扛着，可去医院，在妇产科医生和口腔科医生的指导下，口服或者输液控制炎症，通常两三天就可以消炎，缓解疼痛。然后待宝宝出生后再进行处理。

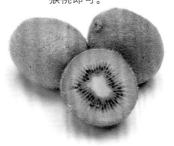

孕妈妈每天吃 1 个猕猴桃即可。

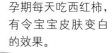

孕期每天吃西红柿，有令宝宝皮肤变白的效果。

# 写篇怀孕"月"记吧

本月产检备忘录：

那些难忘的事儿：

记录下自己的体重：

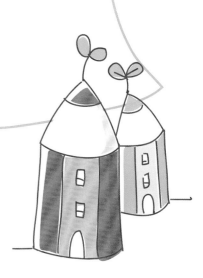

# 孕6月 晒大肚，秀幸福

亲爱的爸爸妈妈：

我的骨骼已经变得结实，头发、眉毛、睫毛也能看清楚了，皮肤皱皱的、红红的，看起来像个小老头。但这只是暂时的！再过段时间，等皮下脂肪堆积，我就会变成漂亮的小娃娃了！

现在，妈妈的肚子突出很明显了吧，那是因为我在不断长大。妈妈走路、上下楼梯可能会有些气喘，我会乖乖地待着，不给妈妈捣乱。妈妈要加油哦！

每天上午7~9点，晚上11点到凌晨1点，我活动会比较频繁，伸胳臂、踢腿、翻跟头、转身、爬行等。妈妈静下来的时候，就能感受到我的胎动。这也是我在传达健康的讯息。

此时妈妈饮食要均衡，为我提供充足的营养！

——你们的宝贝

# 再忙也要看的本月大事表

## 孕6月（21~24周）

宝贝，你已经是个正儿八经的小人儿了，每次感觉到你的胎动，妈妈都会欣喜不已。

| | 胎宝宝在长 | 孕妈妈在变 | 本周特别注意 | 饮食要点 | 适宜的运动 |
|---|---|---|---|---|---|
| **孕21周** | ★ 感觉器官日新月异<br>味蕾形成，还会吮吸自己的拇指<br>★ 宝宝身长<br>约22厘米 | ★ 呼吸变得急促<br>日益增大的子宫压迫孕妈妈的肺部所致<br>★ 应对招数<br>多休息，多呼吸新鲜空气 | ★ 注意补铁<br>胎宝宝开始制造血液中的红细胞<br>★ 开始检测胎动<br>做1个表格，每天记录胎动次数 | ★ 每天20毫克铁<br>多吃猪肝、鸡肝、鸭血、海带等<br>★ 加强营养<br>孕妈妈胃口大开，要加强营养，增强体质 | ★ 散步、孕妇瑜伽、游泳<br>这些运动都是适合孕6月的运动，坚持适度锻炼是非常好的放松方式 |
| **孕22周** | ★ 体重大幅度增加<br>体重大幅度增加，皮下脂肪尚未产生<br>★ 宝宝身长<br>约25厘米 | ★ 孕味十足<br>体重增长迅速，子宫增大，肚子也越来越大<br>★ 应对招数<br>保持正确的姿势，平时坐、立、行多加注意 | ★ 常用盐水漱口<br>孕期牙龈容易出血，常用盐水漱口<br>★ 注意皮肤瘙痒<br>温水洗澡可减轻瘙痒症状，较严重时应及时就医咨询 | ★ 多吃水果，补充维生素C<br>充足的维生素C有利于铁质的吸收<br>★ 每日增加优质蛋白质9克<br>相当于牛奶300毫升，鸡蛋2个 | |
| **孕23周** | ★ 身材匀称、听觉敏锐<br>胎宝宝能分辨出子宫内外的任何声音<br>★ 宝宝身长<br>约27.5厘米 | ★ 尿频现象严重<br>子宫升到肚脐上方约4厘米处，压迫膀胱所致<br>★ 应对招数<br>及时排便，避免尿路感染 | ★ 控制体重<br>均衡膳食，定期称体重<br>★ 选择出行方式<br>自驾容易压迫子宫<br>★ 和胎宝宝互动<br>多和胎宝宝说说话，培养亲子感情 | ★ 适当补钙<br>牛奶或酸奶、豆类及豆制品都是很好的来源<br>★ 调整饮食喜好<br>冰激凌、可乐最好别吃 | ★ 盘腿坐运动<br>1.盘腿坐，两手放于膝盖上<br>2.两手轻轻向大腿根方向推<br>3.呼吸1次把手放回膝盖上，每天早晚各1次，持续2分钟 |
| **孕24周** | ★ 不断吞咽羊水<br>胎宝宝已形成气体管道，并不断吞咽羊水<br>★ 宝宝身长<br>约27.5厘米 | ★ 出现妊娠斑或妊娠纹<br>脸上或腹部可能会出现妊娠斑和妊娠纹<br>★ 应对招数<br>防晒，涂抹祛纹产品；多做运动 | ★ 护理乳房<br>每天清洁乳房，涂橄榄油或热敷<br>★ 重视妊娠糖尿病<br>及时做妊娠糖尿病筛查，以确保母子健康 | ★ 每日摄入20~30克膳食纤维<br>★ 每天至少食用3份蔬菜和2份水果，基本能满足 | |

# 孕 6 月产检全知道

　　孕妈妈应该继续坚持到医院做定期产前检查，通过检查大致了解胎宝宝和孕妈妈的状况。此月产检的重点项目是葡萄糖耐量试验，以排除孕妈妈患妊娠糖尿病的危险。

## 本月产检项目

| 产检项目 | 检查内容和目的 | 标准值 |
| --- | --- | --- |
| 超声波检查 | 主要是为了了解胎儿的发育情况有无异常。本月，羊水相对较多，胎儿大小比例适中，在子宫内有较大的活动空间。此时进行超声波检查，能清晰地看到胎儿的各个器官，可以对胎儿进行全身检查 | 孕 21 周：双顶径的平均值为 5.22±0.42，腹围的平均值为 15.62±1.84，股骨长为 3.64±0.40<br>孕 22 周：双顶径的平均值为 5.45±0.57，腹围的平均值为 16.70±2.23，股骨长为 3.82±0.47<br>孕 23 周：双顶径的平均值为 5.80±0.44，腹围的平均值为 17.90±1.85，股骨长为 4.21±0.41<br>孕 24 周：双顶径的平均值为 6.05±0.50，腹围的平均值为 18.74±2.23，股骨长为 4.36±0.51<br>（单位：厘米） |
| 葡萄糖耐量试验 | 检测是否存在妊娠葡萄糖不耐症，以确定是否有患妊娠糖尿病的危险 | 空腹：<5.1 mmol/L；服糖后 1 小时：<10 mmol/L；服糖后 2 小时：<8.5 mmol/L |
| 听胎心音 | 监测胎儿发育情况 | 正常范围：每分钟 120~160 次 |
| 测量宫高、腹围 | 了解胎儿宫内发育情况，是否发育迟缓或为巨大儿 | 宫高正常：24（22~25.1）厘米；腹围正常：85（80~91）厘米 |
| 血常规 | 例行检查，了解孕妈妈健康状况 | 血红蛋白计数 110~160 g/L |

注：以上产检项目和数值可作为孕妈妈产检参考，具体产检项目以各地医院及医生提供的建议为准。

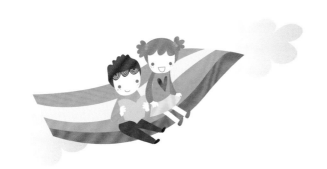

## 专家解读产检报告

正常妊娠而无高危因素者应在孕 23~28 周采血化验筛查是否有患妊娠糖尿病的危险，筛查前宜空腹 10~14 小时，一般抽血检查前一天晚上 12 点过后就不要进食了，第二天早上不吃早餐就抽血检查空腹血糖。将 50 克葡萄糖粉溶于 200 毫升水中，5 分钟内喝完，接着在第 1 个小时、第 2 个小时各采血测定血糖，三项中任何一项的值达到和超过以下临界即诊断为妊娠糖尿病。

❥ **参考范围：**

空腹血糖 < 5.1 mmol /L。

餐后 1 小时血糖 <10 mmol /L。

餐后 2 小时血糖 <8.5 mmol /L。

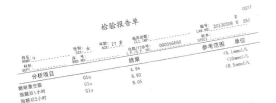

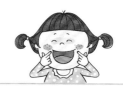

### 让你一次就通过的小秘密

➤ **做葡萄糖耐量试验的小秘密**

在做葡萄糖耐量试验前，要至少先空腹 8 小时再进行抽血。检查当天早晨，不能吃东西、喝饮料、喝水。

喝葡萄糖粉的时候，孕妈妈要尽量将糖全部溶于水中。如果喝的过程中糖水洒了一部分，将影响检测的正确性，建议改日重新检查。

很多孕妈妈做葡萄糖耐量试验时，都会出现第一次不通过的问题。这也不必过于担心，这样的结果可能是前一天吃了过量的甜食，比如吃了半个西瓜、喝了几杯现榨的果汁等造成的，这些会使孕妈妈摄取的糖量高出日常饮食，影响血糖值，导致结果异常。因此，在检查的前几天要适当控制糖分的摄入，但也不要过分控制，不然就反映不出真实结果了。

➤ **如何预防妊娠糖尿病**

**1** 注意餐次分配。少食多餐。每日的饮食总量要控制好。

**2** 摄取膳食纤维。在可摄取的分量范围内，多摄取高膳食纤维食物，增加蔬菜的摄取量，吃新鲜水果，不喝饮料等，但千万不可无限量地吃水果。

**3** 饮食清淡。控制植物油及动物脂肪的用量，少用煎炸的烹调方式，多选用蒸、煮、炖等烹调方式。

# 孕期营养补充宜与忌

随着胎宝宝的发育，所需的营养也在不断地增加，在感觉较为舒适的孕6月，孕妈妈应及时补充身体所需的各种营养素，特别要补充铁质，以满足胎宝宝血液制造红细胞的需要。

## 孕6月科学膳食结构表

**五谷类**
250~450克
早餐可吃1个玉米饼，1碗二米粥

**蔬菜类**
300~500克
蔬菜快炒，避免营养流失，可常吃西蓝花、韭菜、青椒、香菇、萝卜等

**水果类**
200~400克
水果可换着吃，每天两三种

**鱼类和海鲜**
100克
含DHA和EPA，以及矿物质，对胎宝宝大脑和视神经发育有益，一周吃两三回，每次30克

**畜禽肉类**
50~100克
红肉中铁、锌等微量元素含量高，也可选择鸡、鸭等白肉

**食盐**
不超过6克
避免进食含盐高的食物，如咸菜、腌肉等

**大豆和坚果类**
40~60克
每天30克腐竹或1小把葵花子即可

**油脂**
25克
日常烹调用油即可，不必特意增加摄入

**奶类**
300~500克
每天喝1杯低脂牛奶或酸奶

**蛋类**
50克
每天食用鸡蛋不能超过2个

### ❥ 孕妈妈每日食物表推荐

| 餐次 | 食谱推荐 | 所含营养素 | 食物替换 |
|---|---|---|---|
| 早餐 | 小米鸡蛋粥1碗，红薯饼1个，凉拌西红柿1小份 | 维生素、膳食纤维、蛋白质、脂肪 | 小米鸡蛋粥可换成麦片粥或者紫米粥 |
| 中餐 | 鳗鱼饭1碗，椒盐排骨小半盘，芦笋西红柿小半碗 | 蛋白质、维生素、碳水化合物 | 鳗鱼饭可以换成黑米饭 |
| 晚餐 | 花卷1个，清炖鸽子汤小半碗，蒜香黄豆芽小半碗 | 碳水化合物、蛋白质、维生素 | 蒜香黄豆芽可以换成凉拌腐竹 |

## 本月主打营养素

　　本月的胎宝宝长得像个"小老头"，视网膜和牙胚开始形成。这一时期孕妈妈体重在稳步增加，应注意食用润肠食物，以缓解子宫增大压迫直肠所致的便秘。同时，孕妈妈要摄入足够的铁，不仅是为了自身需要，更重要的是可以将部分铁储蓄到组织中，以备胎宝宝需要时摄取。

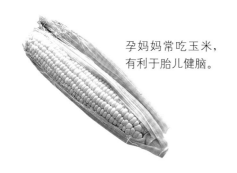

孕妈妈常吃玉米，
有利于胎儿健脑。

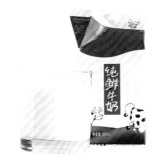

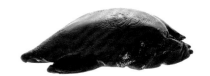

孕期可每周食用猪肝 2~4 次，
每次不超过 50 克。

### ◈ 膳食纤维——帮助胎宝宝吸收营养

　　供给量：本月孕妈妈需摄入足够的膳食纤维，以增强自身的免疫力，保持消化系统的健康，为胎宝宝提供充足的营养来源。孕妈妈每日总摄入量在 20~30 克为宜。

　　食物来源：谷类（特别是一些粗粮）、豆类及新鲜蔬菜、水果中含有丰富的膳食纤维。

### ◈ 维生素 $B_{12}$——让孕妈妈和胎宝宝远离贫血

　　供给量：本月胎宝宝开始制造血液中的红细胞了。维生素 $B_{12}$ 可促进胎宝宝红细胞的发育成熟，并可维护神经系统健康。

　　孕妈妈每日摄入维生素 $B_{12}$ 的推荐量为三四微克，每天 2 杯牛奶（500 毫升）基本就可以满足孕妈妈一天中维生素 $B_{12}$ 的需要。

　　食物来源：维生素 $B_{12}$ 主要存在于动物性食物中，因此该阶段的孕妈妈要适当摄入牛奶、瘦肉、猪肝、鸡肝、鱼、虾等食物。

### ◈ 铁——胎宝宝营养的输送带

　　供给量：孕周越长，胎宝宝发育越完全，需要的铁就越多。

　　怀孕期间，铁的需求达到孕前的 2 倍：孕早期每日至少 15 毫克，孕中期每天约 20 毫克，孕晚期每天摄入量为 25~35 毫克。100 克鸡肝能提供 12 毫克的铁，100 克鸭血能提供 30.5 毫克的铁，孕妈妈可适当摄入。

　　食物来源：含铁较多的食物有猪肝、鸡肝、鸭血、蛤蜊、海带、木耳、鱼、鸡、牛肉、蛋、紫菜、菠菜、芝麻、红枣、山药、大豆等。

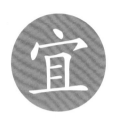

## 能吃不能吃，一看就知道

这个月胎宝宝通过胎盘吸收的营养是初孕时的五六倍，孕妈妈比之前更容易感觉到饿，除了正餐要吃好之外，加餐的质量也要给予重视。少食多餐是这一时期饮食的明智之举。

宜

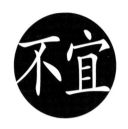

不宜

### ▶ 宜多吃蔬果，缓解胀气

孕妈妈应多吃蔬菜、水果等高膳食纤维食物和适量粗粮，促进肠胃蠕动；避免食用如油炸食物、汽水、泡面等易产生胀气的食物。此外，适当运动，补充足量水分，养成每天排便的习惯也有助于缓解胀气；每天从右下腹开始，以轻柔力道做顺时针方向按摩，每次10~20圈，一天两三次，可帮助缓解腹胀感。

### ▶ 宜选择低脂酸奶

益生菌是有益于孕妈妈身体健康的一种肠道细菌，而低脂酸奶的特点就是含有丰富的益生菌。在酸奶的制作过程中，发酵能使奶质中的糖、蛋白质、脂肪被分解成为小分子，孕妈妈饮用之后，各种营养素的利用率非常高。

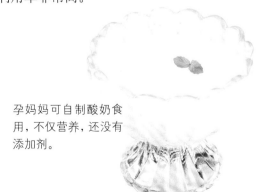

孕妈妈可自制酸奶食用，不仅营养，还没有添加剂。

### ▶ 不宜吃饭太快

食物未经充分咀嚼，进入胃肠道之后，与消化液的接触面积就会缩小。食物与消化液不能充分混合，会影响人体对食物的消化、吸收，使食物中的大量营养不能被人体所用，继而排出体外。久而久之，孕妈妈会得不到足够多的营养。

有些食物咀嚼不够，过于粗糙，会加大胃的消化负担或损伤消化道。所以，孕妈妈要改掉吃饭时狼吞虎咽的习惯，做到细细嚼，慢慢咽，让每一种营养都充分地为身体所用。

### ▶ 晚餐"三不宜"

不宜过迟：如果晚餐后不久就上床睡觉，不但会加重胃肠道的负担，还会导致难以入睡。

不宜进食过多：晚餐暴食，很容易导致消化不良及胃疼等现象。

不宜厚味：晚餐进食大量蛋、肉、鱼等，在饭后活动量减少及血液循环放慢的情况下，胰岛素会将血脂转化为脂肪，积存在皮下或血管壁上，让孕妈妈体重增长过快。

## 养胎不养肉的美食推荐

### 红薯饼——排毒助消化

**原料：** 红薯 1 个，糯米粉 1/3 碗，豆沙馅、蜜枣、白糖、枸杞子、葡萄干各适量。

**做法：** ❶ 红薯洗净煮熟，捣碎后加入适量糯米粉和成红薯面团。❷ 葡萄干、枸杞子用清水泡后沥干水，加入蜜枣、豆沙馅、白糖拌匀。❸ 将红薯面团揉成丸子状，包馅，压平，用小碗压成圆形。❹ 锅内放油烧热，放入包好的饼煎至两面金黄熟透即可。

**营养功效：** 红薯饼含有丰富的膳食纤维，有助于保持孕妈妈消化系统的健康。

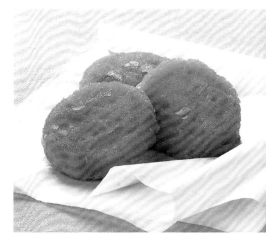

### 芦笋西红柿——促进铁的吸收

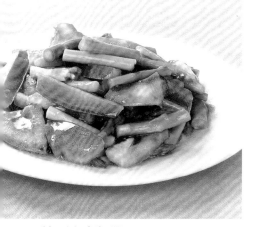

**原料：** 芦笋 6 根，西红柿 1 个，盐、香油、葱末、姜片各适量。

**做法：** ❶ 西红柿洗净，切片；芦笋去硬皮、洗净，放入锅中焯 10 分钟后捞出，切下芦笋的嫩尖，剩下的部分切成小段。❷ 锅中倒油烧热，煸香葱末和姜片，放入芦笋、西红柿片一起翻炒。❸ 翻炒至八成熟时，加适量盐、香油，翻炒均匀即可出锅。

**营养功效：** 此菜富含维生素 C，能促进胎宝宝对铁的吸收，还能让胎宝宝皱巴巴的皮肤变细腻。

### 椒盐排骨——补充能量

**原料：** 排骨 4 块，青椒 1/2 个，鸡蛋 1 个，酱油、白糖、水淀粉、蒜瓣、姜丝、椒盐各适量。

**做法：** ❶ 青椒洗净，切丝；排骨洗净，倒入酱油、白糖、水淀粉，放蒜瓣，腌制 2 小时。❷ 鸡蛋打散，加水淀粉拌匀；锅中倒油，将裹鸡蛋糊的排骨入油锅炸，沥油、捞起。❸ 将姜丝和青椒丝放入油锅煸香，翻炒后，放入炸好的排骨，加椒盐一起翻炒至椒盐均匀地铺满排骨表面即可。

**营养功效：** 排骨能促进铁的吸收，为孕妈妈补充能量，还能促进胎宝宝乳牙牙胚的发育。

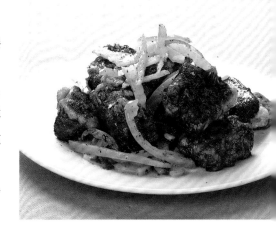

# 本月必知生活细节

这个月是孕妈妈身体比较稳定的时候，可以出去走走。在生活中孕妈妈还是要注意饮食，并且为了孕妈妈和胎宝宝的健康，重视生活中的细节依然很重要。

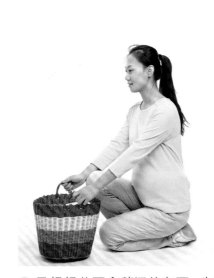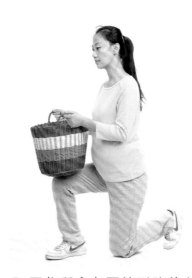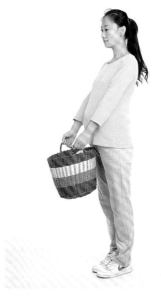

❶ 孕妈妈若要拿稍沉的东西，先蹲下，保持腰背平直。

❷ 再将所拿东西放到膝盖上停一下。

❸ 最后再站起来，拎起东西。

## 尽量避免俯身弯腰

孕 6 月后，胎宝宝的体重会给孕妈妈的脊椎造成很大压力，并引起孕妈妈背部疼痛。因此，孕妈妈要尽量避免俯身弯腰，以免给脊椎造成过重的负担。

如果孕妈妈要从地面捡拾东西，不要直接俯身，而是慢慢蹲下再捡，动作要慢慢地、轻轻地向前，而且需先屈膝并把全身的重量分配到膝盖上。孕妈妈要清洗浴室或是铺沙发时也要照此动作进行。拖地、洗衣、修剪花草这类常弯腰的家务劳动则尽量少做。

如果孕妈妈要从事常弯腰的工作，可以找个稍低的板凳坐下来，在脚下垫 1 个踏脚板。

## 徒步行走不宜太久

徒步行走对孕妈妈有益，能增强腿部肌肉的紧张度，预防静脉曲张，并增强腹腔肌肉，但一旦感觉疲劳，要马上停下来，找身边最近的凳子坐下歇息 5~10 分钟。在走路的姿势上，身体要注意保持正直，双肩放松。散步前要选择舒适的鞋，以低跟、掌面宽松为好。

## 突然吹风扇或空调不可取

炎热的夏季，孕妈妈出汗多，借助风扇或空调纳凉是必要的。但出汗多时不要马上吹风扇或空调，因为此时全身毛孔疏松，汗腺大开，邪风易乘虚而入，轻者伤风感冒，重者发高烧，对孕妈妈和胎宝宝健康不利。

## 孕期一定要左侧卧位睡眠吗

现在，孕妈妈的肚子已经"显山露水"。睡觉对此时的孕妈妈也是一种痛苦与负担了，而孕妈妈只有休息好了，才能保证胎宝宝的健康成长，如果在孕期找到舒适的睡姿，会大大缓解孕妈妈的疲劳。

孕中晚期最好采用左侧卧位的睡姿。从生理的角度来讲，在怀孕中晚期，子宫迅速增大，而且大多数孕妈妈子宫右旋，采取左侧卧位睡眠，可减少增大的子宫对孕妈妈腹主动脉及下腔静脉和输尿管的压迫，改善血液循环，增加对胎儿的供血量，有利于胎儿的生长发育。为了更舒服，孕妈妈可以在身体的两侧各放一个靠垫，这样侧卧时腿放上去会舒服点的。

但是孕妈妈睡觉也不必刻意采用左侧卧位，怎么睡舒服就怎么睡。很多时候孕妈妈都是睡着睡着就不自觉地翻身了，姿势不舒服了胎宝宝也会有反应的，你感觉到了自然就会调整到宝宝觉得舒服的姿势，孕妈妈们不必为此过于纠结。

## 孕期变"丑"了，会恢复吗

很多孕妈妈孕期会长蝴蝶斑、妊娠纹，还会出现骨盆变大、乳房变形、长胖等情况，很担心产后还能不能恢复。这些担心是必然的，也会影响孕妈妈今后面对社会和家庭的自信心。不过孕妈妈们大可不必为此过多忧虑。据统计，大约80%的孕妈妈只要稍加注意，都可以在产后两年内逐渐恢复到以前的体重。一般能做到自己给宝宝哺乳、产后及时进行恢复性训练、孕期注意控制体重过度增长的孕妈妈，都能够恢复得比较好。

孕妈妈不必刻意追求睡觉姿势，怎么睡舒服就怎么睡。

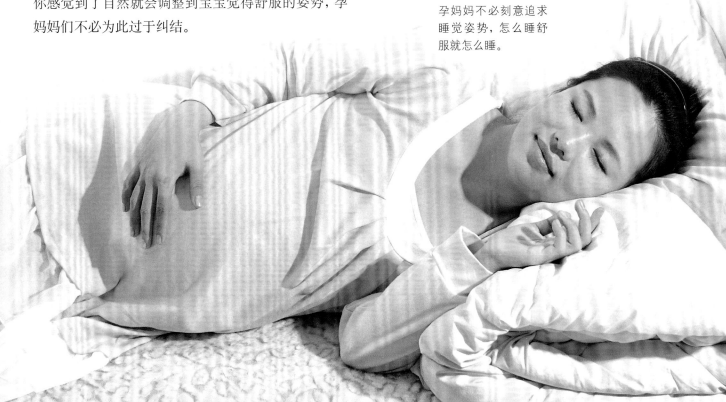

## 不要穿过紧的内裤

有的孕妈妈外阴部肿胀，同时局部皮肤发红，在行走时外阴出现疼痛，称为"外阴部静脉曲张"。这是因为孕期盆腔血液流量增加，导致静脉内的压力增大，加上子宫逐渐增大，压迫静脉，这些都会使外阴部发生静脉曲张。为缓解此情况，孕妈妈要选择宽松的纯棉内裤，外裤也要宽松一点。而且不要长时间站立，尤其是孕晚期不要连续站立超过 30 分钟。

## 家中不宜铺地毯

地毯上可吸附人们从外面环境中带回的尘土、细菌等，对胎宝宝的健康有影响。地毯还是螨虫栖身的处所，可使螨虫在这里排泄，排泄出的小颗粒极易被孕妈妈吸入并引发过敏性哮喘。地毯对家用清洁剂的吸附力也很大，即使多年停用后仍有毒物存在，使用吸尘器也无能为力。

## 降压药，别随意服用

如果孕妈妈患妊娠高血压，切忌随意服药。因为有些降压药会作用于血液，并通过胎盘和脐带进入胎宝宝体内，降低胎宝宝胎心，影响胎宝宝的血流速度等，不利于胎宝宝的成长发育。所以，一旦患上妊娠高血压，如需服药，一定记得在医生的指导下服用。

## 干眼症能否用药

胎盘激素会使孕妈妈的角膜干燥和更加敏感，如果你的眼睛有异物感或比平时敏感，充血或产生较多的黏性分泌物，那么可能患了干眼症。

这种情况，用市售的"人造泪液"就可以缓解，通常到宝宝出生后，症状就会消失。不过，需要注意的是，孕妈妈最好不要随便选择常用的滴眼液，某些滴眼液中可能存在激素，连续使用超过 3 个月以上，会对孕妈妈的视力产生伤害。

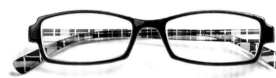

喜欢戴隐形眼镜的孕妈妈，最好换成普通眼镜。

此外，孕妈妈也要注意保护眼睛，避免接触导致眼睛干涩的环境或行为，比如长时间盯着电子屏幕，或者戴隐形眼镜等，都会增加眼睛干涩的感觉。如果因工作需要，必须长时间面对电脑，孕妈妈就要提醒自己，多眨眼，或者用手指沾点菊花茶涂抹在眼皮上，也可暂时缓解症状。

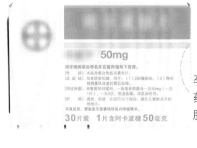

孕妈妈不可随意用药，一定要遵医嘱服药。

# 写篇怀孕"月"记吧

本月产检备忘录：

那些难忘的事儿：

记录下自己的体重：

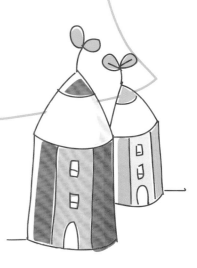

# 孕7月 妈妈好心情，宝宝好性格

*亲爱的爸爸妈妈：*

　　我越来越大了，活动也越来越频繁，妈妈是不是感觉很辛苦了？妈妈要尽可能地休息好。我有时候会比较活跃，妈妈可能会觉得有点不舒服。妈妈可以多跟我说说话，我会努力做个乖宝宝，不会太调皮的。

　　这个月，我的智力也在快速增长，妈妈要记得多吃些益智的食物哦。随着脑部逐渐变得发达，我还会哭、会喘气、会吮手指头，并且还能做360°的大转身。还有，我开始能思维、会记忆了。爸爸妈妈要多陪我做做游戏，这样有助于开发我的思维。

　　妈妈的坏情绪，我在第一时间就能感受的到。如果妈妈不开心，我也会很烦躁的，所以，妈妈一定要保持好心情！

　　　　　　　　　　　　　　　　——你们的宝贝

# 再忙也要看的本月大事表

## 孕7月（25~28周）

你在妈妈肚子里一天天长大，也学会了许多技能，宝贝，你真棒！

| | 胎宝宝在长 | 孕妈妈在变 | 本周特别注意 | 饮食要点 | 适宜的运动 |
|---|---|---|---|---|---|
| 孕25周 | ★ 大脑神经发育高峰期<br>大脑细胞迅速增殖分化，体积增大<br>★ 宝宝身长<br>约30厘米 | ★ 腰腿痛明显<br>这是由于胎宝宝的增大，腹部更加沉重导致的<br>★ 应对招数<br>注意休息，多做按摩，抬高双腿 | ★ 补充健脑食物<br>多吃核桃、花生等<br>★ 买双合适的鞋<br>平底、防滑、合脚的鞋子，会减轻身体的负担 | ★ 增加植物油的摄入<br>满足宝宝大脑发育需要<br>★ 少吃寒凉食物 | ★ 散步、办公室健身操<br>1. 深呼吸的同时，依次放松身体各部分的肌肉，持续5~10分钟<br>2. 慢慢吸气，保持腹部吸气的模式，数到4后再吐气 |
| 孕26周 | ★ 对光和声音更加敏感<br>听力系统完全形成，视觉神经开始工作<br>★ 宝宝身长<br>约32厘米 | ★ 手指肿胀、麻木<br>多由腕管综合征引起的<br>★ 应对招数<br>将手臂抬高，使血液回流；多做手部按摩 | ★ 饮食防焦虑<br>多摄取富含B族维生素、维生素C、镁、锌的食物及深海鱼<br>★ 注意补血防头晕 | ★ 注意蔬菜烹饪方法<br>蔬菜应入锅快炒，避免维生素流失<br>★ 忌用辛辣调料 | |
| 孕27周 | ★ 睡觉有规律<br>眼睛一会儿睁开，一会儿闭上，睡觉变得非常规律<br>★ 宝宝身长<br>约34厘米 | ★ 有些气短<br>由于孕妈妈体重大幅度增加，子宫底接近肋缘导致的<br>★ 应对招数<br>练习深呼吸，放慢生活节奏 | ★ 避免早产<br>行动要小心，活动不可过度<br>★ 预防下肢水肿<br>不要久站，坐卧位时把脚垫高 | ★ 补充蛋白质和热量<br>以满足胎宝宝的生长，以及孕妈妈细胞修复的需要<br>★ 增加谷物和豆类的摄入量 | ★ 脚腕、颈部、肩部运动<br>以上运动是随时随地都可以进行的运动，有助于放松身体各部位，缓解不适 |
| 孕28周 | ★ 开始做梦了<br>大脑活动活跃，并开始做梦了<br>★ 宝宝身长<br>约35厘米 | ★ 腹部更加沉重<br>腹部前倾厉害，会有呼吸困难的现象<br>★ 应对招数<br>侧卧位睡眠注意休息 | ★ 少食多餐<br>增大的子宫开始压迫肠胃，少食多餐，以减轻消化道压力<br>★ 补充亚麻酸 | ★ 膳食多样化<br>适当增加热量、蛋白质和必需脂肪酸的摄入<br>★ 多吃利水食物<br>如鲤鱼、鲫鱼等 | |

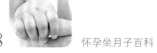
# 孕 7 月产检全知道

这时期发生贫血概率增加，孕妈妈务必坚持做血常规检查，若发现贫血，要在分娩前治愈。至此月末孕妈妈的产检时间开始变化，28 周前每 4 周检查 1 次，28 周开始每 2 周检查 1 次，孕妈妈必须定期到医院做检查。

## 本月产检项目

| 产检项目 | 检查内容和目的 | 标准值 |
|---|---|---|
| 体重检查 | 通过孕妈妈的体重增长情况对孕妈妈进行合理的饮食指导 | 15 周以后至分娩，每周可以稳定增加 0.45 千克，每周又以不超过 0.5 千克为原则 |
| 血压检查 | 检测孕妈妈是否患有高血压或低血压 | 平均血压在 110/70 mmHg 到 120/80 mmHg 为正常 |
| 尿常规 | 便于医生了解肾脏的情况 | 正常：尿蛋白、糖及酮体均为阴性 |
| 彩超 | 可了解胎儿的发育情况有无异常 | 孕 25 周：双顶径的平均值为 6.39±0.70，腹围的平均值为 19.64±2.20，股骨长为 4.65±0.42<br>孕 26 周：双顶径的平均值为 6.68±0.61，腹围的平均值为 21.62±2.30，股骨长为 4.87±0.4<br>孕 27 周：双顶径的平均值为 6.98±0.57，腹围的平均值为 21.81±2.12，股骨长为 5.10±0.41<br>孕 28 周：双顶径的平均值为 7.24±0.65，腹围的平均值为 22.86±2.41，股骨长为 5.35±0.55 |
| 听胎心音 | 监测胎儿是否正常 | 正常范围（单位：厘米）：每分钟 120~160 次 |
| 测量宫高、腹围 | 了解胎儿宫内发育情况，是否发育迟缓或为巨大儿 | 宫高正常：26（22.4~29）厘米；腹围正常：87（82~94）厘米 |
| 血常规 | 是否有贫血迹象 | 血红蛋白计数 110~160 g/L，低于 110 g/L 表示有贫血迹象 |

注：以上产检项目和数值可作为孕妈妈产检参考，具体产检项目以各地医院及医生提供的建议为准。

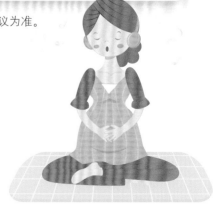

## 专家解读产检报告

双顶径：在孕 5 个月以后，双顶径基本与怀孕月份相符，也就是说，妊娠 28 周 (7 个月) 时双顶径约为 70 毫米，孕 32 周 (8 个月) 时约为 80 毫米。依此类推，孕 8 个月以后，平均每周增长约 2 毫米为正常，足月时应达到 93 毫米或以上。

股骨长：指的是胎儿大腿骨长度，正常值与相应的怀孕月份的双顶径值差 2~3 厘米 (适合 22 周以上的计算方法)。

肱骨长：指的是上臂骨的长度，用于推断孕中、晚期的妊娠周数。

头围：是胎儿环头 1 周的长度。下表为孕周与头围的对应值。由于是通过 B 超测量胎宝宝头围，可能存在误差或测量不准的情况，因此检查单上头围与下表数值稍有差异，孕妈妈也别担心，下次产检再测量一次。

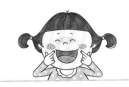

### 让你一次就通过的小秘密

▶ 做彩超的小秘密

彩超的最佳检查时间是在怀孕的 22~26 周，双胎则为 22~23 周。因为这个时期的胎宝宝器官已经形成，宝宝的大小及羊水适中，在宫内的活动空间较大，胎儿骨骼回声影响比较小，检查的图像也就比较清晰。如果检查时间太早，则不能达到最好的检查效果。

在做四维彩超前半小时，孕妈妈可以吃点东西，喝点水，这样可以增加胎动。

▶ 量血压的小秘密

本月是妊娠高血压综合征 (简称妊高征) 的高发期，孕妈妈不能忽略量血压这个小检查。量血压时一定要放松，可在测量前先休息 10 分钟左右，平复下心情再量。对于交费等活动可让准爸爸帮忙，以免孕妈妈走来走去影响血压。

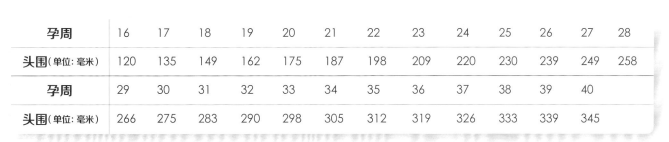

| 孕周 | 16 | 17 | 18 | 19 | 20 | 21 | 22 | 23 | 24 | 25 | 26 | 27 | 28 |
|---|---|---|---|---|---|---|---|---|---|---|---|---|---|
| 头围 (单位：毫米) | 120 | 135 | 149 | 162 | 175 | 187 | 198 | 209 | 220 | 230 | 239 | 249 | 258 |
| 孕周 | 29 | 30 | 31 | 32 | 33 | 34 | 35 | 36 | 37 | 38 | 39 | 40 | |
| 头围 (单位：毫米) | 266 | 275 | 283 | 290 | 298 | 305 | 312 | 319 | 326 | 333 | 339 | 345 | |

# 孕期营养补充宜与忌

这个月小家伙头发约有 0.5 厘米长，皮肤褶皱更多。胎宝宝的生长、孕妈妈的细胞修复等都需要蛋白质和能量。因此，孕妈妈要坚持科学地补充优质的营养，充分摄取蛋白质、碳水化合物和脂肪。

## 孕 7 月科学膳食结构表

| 五谷类 | 蔬菜类 | 水果类 | 鱼类和海鲜 | 畜禽肉类 | 食盐 |
|---|---|---|---|---|---|
| 250~450 克 | 300~500 克 | 200~400 克 | 100 克 | 50~100 克 | 不超过 6 克 |
| 体重增加过快的孕妈妈要适当减少主食量 | 蔬菜要吃够量，快炒可避免营养流失，可常吃绿苋菜、萝卜缨、蒜薹、南瓜等 | 含糖量高的水果要少吃 | 补充优质蛋白质和矿物质，一周吃两三回，每次半碗 | 可选择脂肪少的肉类，每周食用两三次动物肝脏或动物血 | 少盐少酱油，可用醋、柠檬等来调味 |

| 大豆和坚果类 | 油脂 | 奶类 | 蛋类 |
|---|---|---|---|
| 40~60 克 | 25 克 | 300~500 克 | 50 克 |
| 对于素食孕妈妈来说，豆制品和坚果是再好不过的健康食品了 | 不喜油腻或超重的孕妈妈可适当减少摄入 | 每天喝 1 杯低脂牛奶或酸奶 | 1 个鸡蛋或几个鹌鹑蛋即可 |

## ❥ 孕妈妈每日食物表推荐

| 餐次 | 食谱推荐 | 所含营养素 | 食物替换 |
|---|---|---|---|
| 早餐 | 红枣花生紫米粥 1 碗，炒馒头 1 份 | 铁、脂肪、碳水化合物、维生素、蛋白质等 | 红枣花生紫米粥还可换成紫米粥或小米粥 |
| 中餐 | 豆角焖米饭 1 碗，枸杞松子爆鸡丁小半盘，芝麻酱拌苦菊小半碗 | 钙、植物性脂肪、维生素等 | 豆角焖米饭也可换作米饭 |
| 晚餐 | 牛肉饼 1 块，黄花菜炒鹅肝小半碗，酸奶草莓露 1 份 | 脂肪、维生素、胡萝卜素等 | 如果不喜欢太油腻，可以来份烧茄子 |

## 本月主打营养素

本月胎宝宝眼睑打开，长出眼睫毛，大脑、眼睛、耳朵等感觉系统连系开始建立，孕妈妈要适当增加 B 族维生素、脂肪、蛋白质和矿物质等营养的摄入，以适应胎宝宝的发育。

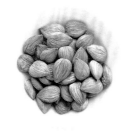

每天吃 1 把坚果，能让胎宝宝聪明又健康。

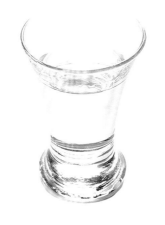

一周吃两次羊肉，有助于补充维生素 $B_{12}$。

### ▶ 脂肪——提升胎宝宝智力

供给量：孕妈妈每天需要摄入约 60 克的脂肪，每天 2 个核桃、25 克植物油，再加 1 把松子或瓜子基本就可以满足需要。

食物来源：各种油类，如花生油、豆油、菜油、香油等；奶类、肉类、蛋类，如鸡蛋、鸭蛋含脂肪也很多；此外，还有花生、核桃、杏仁、芝麻、蛋糕等。

### ▶ 水——不可忽视的营养素

供给量：孕妈妈每日饮水量约为 1200 毫升，每天 6~8 杯水即可。如果饮食中有汤、粥、果汁等液体食物，饮水量可相应减少。

食物来源：白开水是补水的最佳选择。市售矿泉水也是孕妈妈外出时不错的饮品选择。市售的果汁饮料，孕妈妈最好不要喝。如果喜欢喝果汁，完全可以在家现榨现喝。

### ▶ B 族维生素——让胎宝宝健康又漂亮

供给量：孕妈妈维生素 $B_1$ 的日推荐摄入量为 1.5 毫克，维生素 $B_2$ 的日推荐摄入量为 1.8 毫克，维生素 $B_6$ 的日推荐摄入量为 2 毫克，维生素 $B_{12}$ 的日推荐摄入量为三四微克。

食物来源：羊肉、西葫芦、黄瓜、芦笋中含有维生素 $B_1$。蘑菇、西蓝花、南瓜、豆芽中含有维生素 $B_2$。维生素 $B_6$ 主要存在于香蕉、洋葱、菠菜、芝麻、腰果等食品中。维生素 $B_{12}$ 则多存在于羊肉、牡蛎、鸡蛋、干酪、虾、鸡肉中。

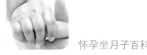
## 能吃不能吃，一看就知道

孕妈妈的身体负荷越来越重，孕期焦虑、腿抽筋等各种不适也随之而来，这些不适孕妈妈可以通过饮食来预防或缓解。

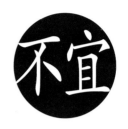

### ▶ 预防焦虑要选对食物

孕妈妈孕期多摄取富含 B 族维生素、维生素 C、镁、锌的食物及深海鱼等，可起到抗压及抗焦虑的功效。孕妈妈平时可多吃点深海鱼、鸡蛋、牛奶、空心菜、菠菜、西红柿、豌豆、香蕉、梨等。

### ▶ 吃对食物对抗妊娠纹

西红柿、西蓝花、猪蹄、三文鱼肉及其鱼皮，都可以缓解妊娠纹，增强皮肤弹性，延缓皮肤衰老。

### ▶ 宜多吃含钙食物预防抽筋

本月要继续增加钙质的摄入量，保证每天 1000毫克左右。孕妈妈要多吃海带、芝麻、豆类等食物，每天喝 1 杯牛奶。除此之外，还应适当进行户外活动，多进行日光浴。采用左侧卧位；注意下肢的保暖，睡前对腿脚部进行按摩等也能预防抽筋。

### ▶ 宜少吃利尿食物

有利尿作用的食物会增加尿频的次数，为了缓解尿频，孕妈妈应尽量远离这些食物。咖啡、红茶含有咖啡因，具有利尿的作用，不适宜孕妈妈饮用。

### ▶ 不宜体重增长过快

孕中期是孕妈妈体重迅速增长、胎宝宝迅速成长的阶段，主食最好是米面和杂粮搭配，副食则要全面多样、荤素搭配，孕妈妈要控制体重，避免体重增长过快。

### ▶ 不宜过量食用荔枝

荔枝是热性水果，过量食用容易产生便秘、口舌生疮等上火症状，而且荔枝含糖量高，食用过多易引起血糖过高，可能导致孕妈妈患上妊娠糖尿病。

### ▶ 不宜太贪嘴

平时注意饮食卫生，不要吃一些不干净的食品，以免引起细菌感染，影响胎宝宝正常发育。此外，平时孕妈妈要避免吃太甜的食物，以及人工甜味剂和人造脂肪。

### ▶ 不宜吃刺激性食物

此时孕妈妈常吃芥末、辣椒、咖喱等刺激性食物，容易给胎宝宝带来不良刺激，还可能会加重孕妈妈血热阳盛、口干舌燥、心情烦躁等症状。

## 养胎不养肉的美食推荐

### 豆角焖米饭——补充 B 族维生素

**原料：** 大米 1/2 碗，豆角 200 克，盐适量。

**做法：** ❶ 豆角、大米洗净。❷ 豆角切丁，放在油锅里略炒一下。❸ 将豆角粒、大米放在电饭锅里，再加入比焖米饭时稍少一点的水，焖熟即可，可根据自己口味适当加盐调味。

**营养功效：** 豆角含有丰富的蛋白质、烟酸、维生素 B$_1$、维生素 B$_2$ 等营养素，对胎宝宝此阶段睫毛的生长和皮肤的发育非常有帮助。

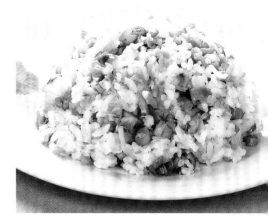

### 枸杞松子爆鸡丁——促进胎宝宝大脑发育

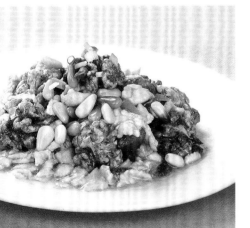

**原料：** 鸡肉 1/2 碗，松子仁 1 小匙，核桃仁 2 颗，鸡蛋 1 个（取蛋清），枸杞子、姜末、葱末、盐、酱油、料酒、水淀粉、鸡汤各适量。

**做法：** ❶ 鸡肉洗净，切丁，用鸡蛋清、水淀粉抓匀，将鸡肉丁炒一下，沥油。❷ 核桃仁、松子仁分别炒熟；将所有调料和鸡汤调成汁。❸ 锅置火上，放调料汁，倒入鸡丁、核桃仁、松子仁、枸杞子翻炒均匀。

**营养功效：** 松子对本月胎宝宝大脑皮层沟回的出现和脑组织的快速增殖有极好的促进作用。

### 酸奶草莓露——排毒美肤

**原料：** 草莓 4 个，酸奶 1 杯，白糖适量。

**做法：** ❶ 草莓洗净、去蒂，放入搅拌机中，加入酸奶，一起搅打成糊状。❷ 依据个人口味放入适量白糖即可。

**营养功效：** 草莓含有丰富的维生素 C、胡萝卜素、钾和膳食纤维，搭配酸奶，对孕妈妈和胎宝宝的皮肤有很好的润泽作用，同时还能为胎宝宝的快速发育提供钙质。

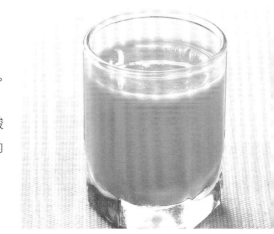

# 本月必知生活细节

由于腹部迅速增大，孕妈妈很容易就会疲劳。孕妈妈平时在生活上要多注意细节，如注意休息，不时变换身体姿势等。还有，放松的心情和家人的关心也非常重要。

## 适当做些简单家务

孕妈妈可以在家里擦擦桌子，洗洗菜，洗洗碗，步行去买菜，做点饭菜。适当的体力劳动能使人体气血和畅，做家务起到的运动效果也能帮助孕妈妈顺利分娩。孕妈妈做家务时要确保姿势平稳、正确。扫地时双脚前后站立，后腿弯曲，将重心前后移动就可以，尽量不要弯腰。

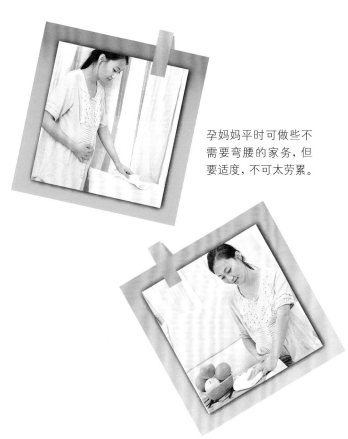

孕妈妈平时可做些不需要弯腰的家务，但要适度，不可太劳累。

## 散步地点选择有讲究

散步是最适合孕妈妈的运动之一，但孕妈妈在选择散步地点时应注意，尽量选择空气清新的公园、郊外、林荫绿地，或干净的水塘、湖泊边，不宜选择马路边、商场或闹市。因为马路上车辆所排放的尾气多是有害气体，不利于人体健康。商场或闹市中空气不流通，也不利于孕妈妈和胎宝宝的健康。

## 准爸爸爱妻行动：帮妻子翻身

到了孕中晚期，孕妈妈肚子会慢慢变大，睡觉时连翻身都不是简单的事。这时，准爸爸可牺牲自己一点睡眠时间，让自己变得机警些，夜晚孕妈妈需要翻身时帮帮她，她一定会认为准爸爸很体贴。另外，尽量不要在这段时间内去外地出差，要多陪伴在孕妈妈身边，帮她缓解紧张情绪，让她保持放松、愉快的好心情，能在一定程度上缓解对分娩的恐惧。

## 系不上鞋带，怎么办

孕 7 月，孕妈妈腹部变大，弯腰变得困难，系鞋带比较困难了。此时孕妈妈可以更换没有鞋带、穿脱方便的平底鞋，或者请准爸爸帮忙系鞋带，不要勉强弯腰系鞋带，以免挤压到胎宝宝。

## 留张珍贵大肚照

这个月，孕妈妈的肚子又圆又大，很有"孕"味，可以去拍一套纪念照了，来纪念怀胎十月的艰辛，就像婚纱照一样，让它成为最美丽的纪念。挺着引以自傲的大肚子，虽然有英雄气概，但腰痛、背痛、便秘、小腿抽筋、静脉曲张、手脚肿胀等这些小问题有可能使孕妈妈"英雄气短"。但不管如何，毕竟只有最后的 3 个月了，咬紧牙关，坚持到底吧，拍一套纪念照会让自己心情好一些。

## 孕妈妈睡软床还是硬床

孕中期孕妈妈腰背部肌肉和脊椎压力大，不适合睡太软的床。孕妈妈可以选择软硬适中的床。

挑床垫时，先坐在床垫边，站起来后，若发现床垫刚坐的位置出现下陷，即表示床垫太软。也可以 2 个人一起测试，较重一方在床垫上翻身，看床垫是否摇动，是否会影响到另一方。

如果是木板床，可以在床上垫两三层厚棉垫或厚薄适宜的海绵垫，以床垫总厚度不超过 9 厘米为宜。

## 孕期熬夜，对宝宝作息会有影响吗

孕妈妈在孕期的生活作息习惯会潜移默化地影响胎宝宝。孕 7 月，胎宝宝睡眠周期开始规律，而他主要是通过孕妈妈来辨别白昼和黑夜的，因此，孕妈妈规律的作息时间就显得格外重要。孕妈妈宜早睡早起，不宜熬夜。虽然此时身体容易疲倦，但是孕妈妈白天也不宜睡得过多，以免晚上睡不着。

## 你应该摒弃发泡地垫

许多人喜欢把发泡地垫铺在地板上，这些花花绿绿的发泡地垫，也许是空气污染的源头。

抽查显示，市场上 75% 的发泡地垫都属于不合格产品，它们会缓慢释放甲醛，成为居家生活的"定时炸弹"，孕妈妈一定要摒弃使用此类地垫。

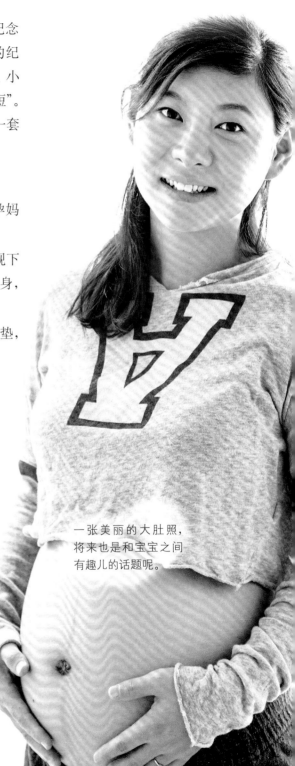

一张美丽的大肚照，将来也是和宝宝之间有趣儿的话题呢。

## 准爸爸，家庭的"按摩师"

孕 7 月，孕妈妈的肚子已然骄傲地挺了起来，同时，各种肌肉酸痛也随之而来。这时候，是准爸爸"大显身手"的时刻了，当一名称职的家庭"按摩师"，可有效缓解妻子的孕期疼痛，让孕妈妈倍感贴心、舒适。

❯ 准爸爸给孕妈妈做按摩的具体方法与效果：

| 部位 | 手法 | 效果 |
| --- | --- | --- |
| 头部 | 按从头顶到脑后的顺序按摩头部。用双手轻轻按摩头顶和脑后 3~5 次，用手掌轻按太阳穴 3~5 次 | 缓解头痛，松弛神经 |
| 腿部 | 把双手放在大腿的内外侧，一边按压一边从臀部向脚踝处进行按摩；将手掌紧贴在小腿上，从跟腱起沿着小腿后侧按摩，直到膝盖以上 10 厘米处，反复多次 | 促进血液循环，消除水肿，预防痉挛 |
| 足部 | 一只手压住抽筋的腿，另一只手抓住脚，把脚趾向孕妈妈头部的方向牵拉，慢慢施加压力，直至缓解抽筋 | 缓解腿部抽筋，促进血液循环 |

## 布置好宝宝的房间

考虑到在整个儿童期，宝宝很可能使用同一个房间，所以此时宝宝房的装饰必须能与他一起成长。简单的背景颜色，时尚的点缀，使其可以随宝宝的成长随时更换。家具必须结实，边角圆滑，最好选购安全的天然材质制品。白天光照要充足，也要安装一盏晚间照明灯。厚窗帘可以防止宝宝被外面的强光弄醒。

另外，可在婴儿视力所及的地方贴上丰富多彩、色彩鲜艳的图画，图画内容可有动物形象、卡通图片、事物图像或几何图形。也可用吹塑纸、彩色纸或纸板剪成各种几何图形挂在床边。对于婴儿床，还可以在距离宝宝胸部前方 50~70 厘米高处，挂上不同形状、不同颜色、会发响的玩具、彩带、气球等。

宝宝刚刚出生后对声音敏感，可以准备几件能发出声音的玩具。

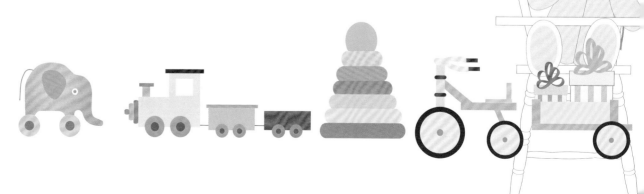

# 写篇怀孕"月"记吧

本月产检备忘录：

那些难忘的事儿：

记录下自己的体重：

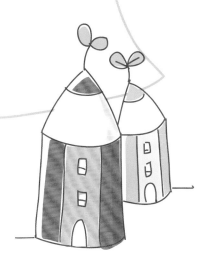

# 孕中期：体重增长过快和过慢都不好

在整个孕期，孕妈妈的理想体重是增加 10~15 千克。正常孕妇怀孕前 3 个月，体重每月增加 0.5 千克左右。此后，体重每月增加不宜超过 2 千克，而且一周不要超过 0.5 千克。怀孕 7 个月时，体重增长速度开始逐渐放慢。孕期体重增加过快或过慢都会影响母子的健康。不过体重增加这种事也是因人而异，不能一概而论。

## 孕期体重增长过慢的危害

怀孕期间，如果孕妈妈缺乏健康的饮食，营养摄取不足，体重增加不够，也有不小的危害。

### ▶ 贫血

孕妈妈没有充足的养分供给，可能会造成母体营养不良，导致贫血的发生，影响胎宝宝正常的成长与发育。

### ▶ 胎儿宫内发育迟缓

如果在孕 28 周之后体重就不再增加，母体供给胎宝宝的养分自然会不够，胎宝宝的生长和发育会因此而减缓甚至停顿，视为胎儿宫内发育迟缓。

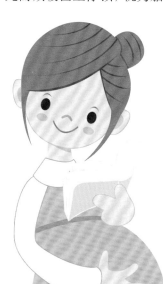

### ▶ 新生儿免疫力低下

体重增加缓慢的孕妈妈生出的宝宝可能也会体重过轻、营养不良、抵抗力低下，患各种疾病的可能性较体重正常的宝宝大。

## 孕期增长过快有哪些危险

### ▶ 妊娠高血压综合征

怀孕期间如果体重增加过快，容易发生妊娠高血压综合征。这是一种血管的病变，孕妈妈会出现高血压、水肿或是蛋白尿等临床病症，可能会造成胎宝宝生长迟滞等情况。

### ▶ 妊娠糖尿病

孕期过于丰富的营养摄入，以及怀孕后代谢的变化，容易使孕妈妈血液中的血糖上升，使得妊娠糖尿病突然出现，或者导致巨婴症、新生儿血糖过低等合并症的发生。

### ▶ 难产

如果孕妈妈不加节制地进食，胎宝宝就会很大，不利于分娩时胎头的下降和胎头进入骨盆腔，延长产程，不利于分娩。

### ▶ 产后肥胖

如果在怀孕期间，孕妈妈体重的增加超过了正常值，要想产后尽快恢复以前的苗条身材可是难上加难了。

# 孕期体重都长在了哪儿

孕妈妈不要以为所有增长的重量都是自己身上的肉，也不要以为你增加的重量就等同于胎宝宝的重量。孕期你增加的体重可参看下表，不过，这只是1个平均值，仅供孕妈妈参考。

| | |
|---|---|
| 孕期子宫的肌肉层迅速增长，会让孕妈妈增重 | 约 0.9 千克 |
| 孕妈妈的胎盘 | 约 0.6 千克 |
| 孕妈妈的乳房在整个孕期会增加 | 约 0.4 千克 |
| 孕妈妈的血容量会增加 | 约 1.2 千克 |
| 孕妈妈的体液会增加 | 约 2.6 千克 |
| 孕妈妈会储备一些脂肪以供哺乳 | 约 2.5 千克 |
| 出生时宝宝的体重 | 约 3.3 千克 |
| 整个孕期，孕妈妈增加的重量 | 约 11.5 千克 |

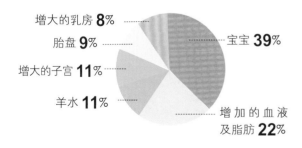

孕期体重增长构成图

# 孕期体重增长多少最合适

▶ **先来认识 BMI**

BMI 即体重指数（Body Mass Index），是目前常用的判断胖瘦的数据。它是通过人的身高和体重的比例来估算1个人的标准体重的一种方法，BMI 在 18.5~22.9 是我们国家成人标准的体重范围。

$$BMI= 体重（千克）/ 身高（米）^2$$

▶ **BMI 与体重的关系**

体重管理是孕期的重要事项，孕妈妈不可掉以轻心。但是孕妈妈也不必过于紧张，只要科学、及时地发现问题，大部分问题都是可以解决和控制在安全合理的范围内的。

**BMI 的计算公式：**

$$\frac{体重\ \boxed{\phantom{XXX}}\ 千克}{身高\ \boxed{\phantom{XX}}\ 米\ X\ 身高\ \boxed{\phantom{XX}}\ 米} = \boxed{BMI}$$

• BMI ＜ 18.5：偏瘦，增加 12~15 千克孕期体重。要特别注重饮食的均衡，防止营养不良。

• BMI ＝ 18.5~22.9：标准，增加 10~14 千克孕期体重。正常饮食，适度运动就可。

• BMI ＞ 23：偏胖，增加 7~10 千克孕期体重。一定要严格控制体重，不可暴饮暴食，定期产检。

# 孕8月 爱上爸爸的声音

亲爱的爸爸妈妈：

随着皮下脂肪的堆积，我现在已经长得胖胖的了。子宫里的空间已经变得很狭窄了，妈妈的肚子也被我撑得大大的，妈妈感觉更疲惫了吧？为了宝宝，妈妈再坚持一下，等我出生了，就会好很多。

这个月，我胎动的次数可能比原来少了，但力度更强了。妈妈不用太担心，多给我听听音乐、讲讲小故事吧！我特别喜欢听爸爸的声音，妈妈记得提醒爸爸多跟我说说话，多给我讲故事哦！

我现在正在加快成长，妈妈要注意保持营养均衡，并适当做做运动。

——你们的宝贝

# 再忙也要看的本月大事表

## 孕8月（29~32周）

宝贝，你比之前长大了许多，妈妈要用心保护你，让你健康快乐成长。

| | 胎宝宝在长 | 孕妈妈在变 | 本周特别注意 | 饮食要点 | 适宜的运动 |
|---|---|---|---|---|---|
| 孕29周 | ★ 大脑和内脏器官继续发育<br>大脑沟回增多<br>★ 宝宝身长<br>约37厘米 | ★ 不适加重<br>背部不适、便秘、腿水肿及呼吸费力<br>★ 应对招数<br>多休息，有异常情况及时就医 | ★ 减少对乳房和乳头的刺激<br>避免过分刺激，以免引起早产<br>★ 加强自我监测<br>自我监测体重、胎心、胎动 | ★ 每天1克左右 α-亚麻酸<br>每天适当吃些坚果、核桃、亚麻子油等<br>★ 不要摄入过多糖类<br>避免胎儿过大，影响分娩 | ★ 胸部瑜伽<br>可锻炼胸部肌肉，充分地感受到呼吸，释放紧张情绪 |
| 孕30周 | ★ 骨髓开始造血，骨骼变硬，头发更密了<br>★ 宝宝身长<br>约38厘米 | ★ 胸闷、胃痛<br>子宫底上升，对胃和心脏造成压迫<br>★ 应对招数<br>少吃多餐，吃些清淡的食物 | ★ 多摄入营养<br>胎宝宝营养需求达到最高峰，需摄入均衡大量的营养<br>★ 警惕阴道炎<br>保持外阴清洁，外阴瘙痒及时就医 | ★ 每天2杯牛奶<br>不爱喝牛奶也要多喝一些豆浆、酸奶或多吃豆制品、海带、紫菜等 | |
| 孕31周 | ★ 眼睛能辨别明暗<br>眼睛时开时闭，能够辨别明暗<br>★ 宝宝身长<br>约40厘米 | ★ 呼吸困难，胃部不适<br>这是由于子宫底上升到横膈膜处压迫胃导致的<br>★ 应对招数<br>多休息，少食多餐 | ★ 气短很正常<br>多用几个枕头把头部垫高<br>★ 警惕泌尿系统并发症<br>多喝水，保持大便通畅；多运动 | ★ 增加肉类、豆类的摄入<br>胎宝宝需要更多的蛋白质和能量<br>★ 喝点菊花茶<br>可防辐射，缓解胃部不适 | ★ 背部运动、胸膝卧位操<br>背部运动可缓解肌肉疼痛；胸膝卧位操可纠正胎位不正，但必须在医生指导下进行 |
| 孕32周 | ★ 胎宝宝足月了<br>内脏器官发育成熟，五种感觉器官发育完全<br>★ 宝宝身长<br>约42厘米 | ★ 阴道分泌物增多，排尿次数也增多<br>★ 应对招数<br>注意外阴的清洁 | ★ 补充脂肪酸<br>适当食用植物油脂，预防婴儿患湿疹<br>★ 胎动减少别担心<br>胎宝宝活动空间变小，胎动次数比原来少 | ★ 试试养胃粥品<br>多吃些养胃的粥品，搭配点小菜<br>★ 合理饮食<br>体重增长应控制在正常范围内 | |

# 孕 8 月产检全知道

孕 8 月，已进入孕晚期，这时孕妈妈的心要细致再细致，密切观察，随时注意自己的身体有什么"风吹草动"。这时的产检一般两周一次。

## 本月产检项目

| 产检项目 | 检查内容和目的 | 标准值 |
|---|---|---|
| 超声波检查 | 主要目的是监测胎儿发育情况、羊水量、胎盘位置、胎盘成熟度及胎儿有无畸形，了解胎儿发育与孕周是否相符 | 个人有差异，羊水等值或多或少都不要过于担心，听医生"指挥" |
| 胎心监护 | 一般从孕 32 周开始，借助仪器记录下短时间的胎儿心率的变化，推测出宫内胎儿有无缺氧 | 胎心率正常为 120~160 次／分钟 |
| 体重检查 | 通过孕妈妈的体重增长情况对孕妈妈进行合理的饮食指导 | 每周可以稳定增加 0.45 千克 |
| 血压检查 | 检测孕妈妈是否患有高血压或低血压 | 血压在 110/70 mmHg 到 120/80 mmHg 为正常 |
| 尿常规 | 便于医生了解肾脏的情况 | 正常：尿蛋白、糖及酮体均为阴性 |
| 骨盆测量 | 为孕妈妈分娩做准备 | 超过 8.0，孕妈妈有顺产的机会 |
| 白带检查 | 判断孕妈妈是否有生殖道感染 | 正常 pH 为 4.5 |
| 血常规 | 例行检查孕妈妈身体状况，是否有贫血 | 血红蛋白计数 110~160 g/L |

注：以上产检项目和数值可作为孕妈妈产检参考，具体产检项目以各地医院及医生提供的建议为准。

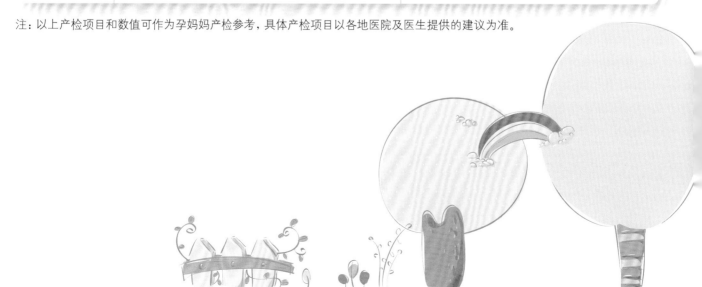

## 专家解读产检报告

正常情况下，尿常规检查报告单中蛋白、葡萄糖及酮体、白细胞均为阴性。如果蛋白阳性，提示患者可能有妊娠期高血压、肾脏疾病等。如果酮体阳性，提示孕妈妈可能患有妊娠糖尿病或因妊娠反应而出现消化吸收障碍等。

### ▶ 阴道清洁度判断标准

| 清洁度 | 阴道杆菌 | 球菌 | 上皮细胞 | 脓细胞或白细胞 |
|---|---|---|---|---|
| Ⅰ | ++++ | — | ++++ | 0~5 个 /HP |
| Ⅱ | ++ | — | ++ | 5~15 个 /HP |
| Ⅲ | — | ++ | — | 15~30 个 /HP |
| Ⅳ | — | ++++ | — | >30 个 /HP |

"+"这一符号只说明该妇女感染了滴虫或真菌，并不说明其感染的严重程度。其中：Ⅰ~Ⅱ为正常，Ⅲ~Ⅳ为异常，可能为阴道炎，同时常可发现病原菌、真菌、阴道滴虫等。做清洁度检查时应同时做滴虫、真菌检查。

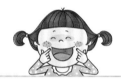

# 让你一次就通过的小秘密

### ▶ 通过尿常规检查的小秘密

**1** 女性的尿道口和阴道口比较近，如不注意，尿液往往会被白带污染，不能真实地反映尿液的情况，所以必须留中段尿。

**2** 标本必须清洁，应使用清洁尿杯装取尿液。

**3** 检尿量一般不少于 10 毫升，至少达到尿杯的一半量。

**4** 标本必须新鲜，收取尿液后要立即送检。

**5** 任何时间排出的尿都可以做常规化验检查。如果孕妈妈患有肾病，则需要采用清晨起床第一次尿液送检。

**6** 尿路感染的孕妈妈往往有脓尿现象，且呈间歇性，应多次反复检查后才能确诊。

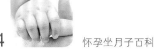

# 孕期营养补充宜与忌

本月胎宝宝的生长发育达到最高峰，在孕中期的饮食基础上，孕妈妈应适当摄取含蛋白质、铁等营养的食物，并摄入一定量的钙。孕妈妈一定要做好最后的营养准备，为分娩加油！

**孕8月科学膳食结构表**

| 五谷类 | 蔬菜类 | 水果类 | 鱼类和海鲜 | 畜禽肉类 | 食盐 |
|---|---|---|---|---|---|
| 300~450克 | 300~500克 | 200~400克 | 100~150克 | 100克 | 不超过6克 |
| 可尝试1碗小米粥，2个豆包或1个黑面馒头的搭配 | 多吃富含膳食纤维的蔬菜，可润肠通便 | 水果可换着吃，但不能代替蔬菜，一天吃小半个芒果、1个苹果、3颗鲜枣就够了 | 摄入不足时，可用畜禽肉类或蛋类代替，小半碗鳕鱼或三文鱼可用2个鸡蛋或100克瘦肉代替 | 可选择脂肪少的肉类，如猪小排、牛肉 | 水肿的孕妈妈要听取医生的建议 |

| 大豆和坚果类 | 油脂 | 奶类 | 蛋类 |
|---|---|---|---|
| 40~60克 | 30克 | 500克 | 50克 |
| 早上1杯豆浆，晚上1小份炒黄豆芽或2个核桃即可 | 超重的孕妈妈可适当减少摄入 | 每天保证喝2杯牛奶或酸奶 | 两三个鹌鹑蛋或1个鸡蛋 |

**▶ 孕妈妈每日食物表推荐**

| 餐次 | 食谱推荐 | 所含营养素 | 食物替换 |
|---|---|---|---|
| 早餐 | 丝瓜虾仁糙米粥1碗，牛肉饼1个 | 碳水化合物、钙、铁、蛋白质 | 丝瓜虾仁糙米粥可以换成燕麦粥或红豆粥 |
| 中餐 | 牛奶米饭1碗，香菇豆腐塔小半盘，豆角小炒肉小半碗 | 蛋白质、碳水化合物、钙、维生素 | 豆角小炒肉可换成海参豆腐煲 |
| 晚餐 | 荞麦凉面1碗，红烧带鱼小半碗，虾肉冬茸汤1小碗 | 不饱和脂肪酸、钙、热量 | 红烧带鱼也可以换成别的素菜，如地三鲜 |

## 本月主打营养素

从这个月开始，就进入孕晚期了，此时胎宝宝开始在体内储存营养。相应地，孕妈妈对营养的需求也变大了，为了不久就要见面的小宝宝，孕妈妈一定要加油！

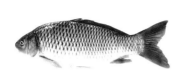  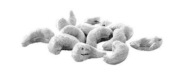 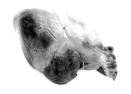

**▶ 蛋白质——胎宝宝体重飞速增长的助推剂**

供给量：孕妈妈应尽量补足因胃容量减小而减少的营养。如优质蛋白质的摄入就能很好地为孕妈妈和胎宝宝补充营养。每天摄取 80~100 克蛋白质为最佳。

食物来源：鱼、虾、鸡肉、蛋、牛奶和豆制品都可以提供优质蛋白质。

**▶ 碳水化合物——帮助胎宝宝储存糖原及脂肪**

供给量：第 8 个月，胎宝宝开始在肝脏和皮下储存糖原及脂肪，此时孕妈妈要及时补充足够的碳水化合物。碳水化合物每日摄入量应在 300 克以上。

食物来源：谷物类，如大米、小米、小麦、玉米、燕麦等；豆类，如红豆、绿豆等；根茎类蔬菜，如红薯、芋头等。

**▶ α-亚麻酸——完善大脑和视网膜发育**

供给量：α-亚麻酸通过人体自身不能合成，只有通过食物摄取才能达到补充效果。由于本月是胎宝宝大脑再次成长的特别阶段，专家建议孕妈妈每天应补充 α-亚麻酸 1 克左右。

食物来源：亚麻子油中 α-亚麻酸的含量相对较高，孕妈妈可在平时烹饪时适当用一些。另外，孕妈妈此时还应多吃一些腰果、核桃等富含 α-亚麻酸的坚果，来帮助胎宝宝成长。

**▶ 铁——满足胎宝宝造血和储血的需要**

供给量：孕晚期补铁至关重要。尤其在妊娠的最后 3 个月，胎宝宝除了造血之外，其脾脏也需要储存一部分铁。与孕中期相比，孕妈妈可适当增加铁的摄入量，每日以 35 毫克为最佳。孕妈妈注意不要补充过量，滥补铁质同样会对孕妈妈和胎宝宝造成不利影响。

食物来源：富含铁的食物有动物的肝、心、肾，以及蛋黄、瘦肉、鲤鱼、虾、海带、紫菜、木耳、南瓜子、芝麻、黄豆、绿叶蔬菜等。

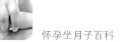

## 能吃不能吃，一看就知道

孕妈妈在本月补充营养的同时，要谨记少食多餐的原则，而睡前 1 杯牛奶，能为孕晚期快速增长的胎宝宝提供钙质。当然还要注意避免高热量食品，以免体重增长过快。孕晚期每周的体重增加 300~500 克比较合适。

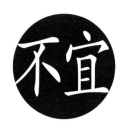

### ▶ 宜时刻预防营养过剩

营养过剩对孕妈妈和胎宝宝都不好。营养过剩最方便、最常用的自我判断方法就是体重指标。在正常情况下，怀孕前 3 个月内体重可增加两三千克；3 个月后，每周增加 0.3~0.5 千克，至足月妊娠时，体重比孕前增加 12~15 千克。如体重增加过快、肥胖过度，应及时调整饮食结构，多吃蘑菇、油菜、茄子等蔬菜，必要时去医院咨询，接受专业的孕期营养指导。

### ▶ 宜适量吃葵花子

孕妈妈多吃补脑食品，可以让大脑正处于发育之中的胎宝宝受益。但是吃葵花子等坚果类食物也不能过量，否则很容易引起消化不良。

### ▶ 宜用铁质炊具烹调

做菜时尽量使用铁锅、铁铲，这些炊具在烹制食物时会有微量铁溶解于食物中，形成可溶性铁盐有助于补铁。

### ▶ 不宜用豆浆代替牛奶

有些孕妈妈不喜欢牛奶的味道，就用豆浆来代替牛奶。其实这种做法是不科学的。首先大豆里含的钙量有限，另外本身做成豆制品浓度也是问题，所以钙量不好计算。

### ▶ 不宜多吃咸味食物

在怀孕晚期要节制咸味食品。如果食物中盐分和含钠的碱类含量过多，会增加肾脏的负担，引起血压增高、水肿等表现，尤其在孕中后期，食物要尽量清淡一些。

### ▶ 不宜多吃坚果

多数坚果有益于孕妈妈和胎宝宝的身体健康，但因其含油脂较多，而孕期消化功能相对减弱，过量食用很容易引起消化不良。孕妈妈每天食用坚果以不超过 50 克为宜。

### ▶ 不宜饭后马上吃水果

如果饭后立即吃水果，先到达胃的食物会阻碍胃对水果的消化，水果在胃里积滞时间过长会发酵产生气体，容易引起腹胀、腹泻或便秘等症状，对孕妈妈和胎宝宝的健康不利。

## 养胎不养肉的美食推荐

### 香菇豆腐塔——低脂且补钙

**原料：** 豆腐 1 块，香菜 1 根，香菇 3 朵，盐适量。

**做法：** ❶ 豆腐洗净，切成四方小块，中心挖空备用。 ❷ 香菇和香菜一起剁碎，加入适量的盐拌匀成馅料。 ❸ 将馅料填入豆腐中心，摆盘蒸熟即可。

**营养功效：** 豆腐富含易被人体吸收的钙，对胎宝宝本月骨骼的硬化和脚趾甲的生长极有好处，并有助于胎宝宝正常的心肌活动。

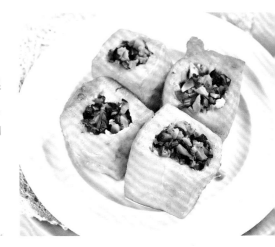

### 菠菜橙汁——润肠通便

**原料：** 菠菜 2 棵，橙子、苹果各 1 个，胡萝卜 1 根。

**做法：** ❶ 菠菜用开水焯过，橙子、胡萝卜、苹果洗净。 ❷ 橙子（带皮）、胡萝卜与苹果切碎，所有原料一起放入榨汁机榨汁即可。

**营养功效：** 这款饮品能润肠通便，提高孕妈妈食欲；丰富的维生素 C 能够提高孕妈妈身体对铁的吸收率，有效预防贫血。

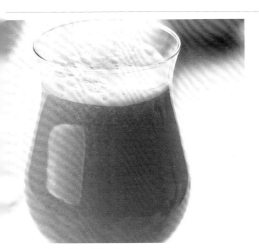

### 红烧带鱼——补充不饱和脂肪酸

**原料：** 带鱼 2 条，姜片、蒜、醋、酱油、料酒、盐、淀粉、白糖各适量。

**做法：** ❶ 带鱼洗净后去头尾剪成段，两面拍上淀粉。 ❷ 锅内放油，放入带鱼段炸至金黄捞出。 ❸ 锅内留底油，姜片、蒜放锅里煸香。 ❹ 再放入带鱼，不要用铲子去铲，而是来回晃动锅，然后再顺着锅边倒入醋。 ❺ 再加入酱油、料酒、白糖和 2 杯水，大火烧开，待汤汁见少时放盐，至汤汁收浓即可。

**营养功效：** 带鱼含不饱和脂肪酸尤其丰富，对胎宝宝大脑最后的发育冲刺大有助益。

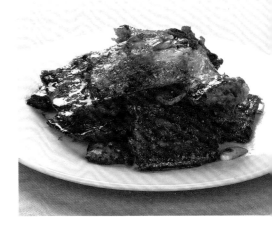

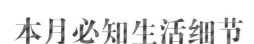
# 本月必知生活细节

这个月的孕妈妈在生活上，要更加注意生活起居、身体健康指标，尽量减少独自出门时间，避免过度劳累，在医院选择上可以看看还有哪些没有准备好的。

## 坚持适度运动多喝水

如果想自然分娩，这时仍要坚持适度运动，可散步和做孕妇体操，有助于顺产。最好每天喝8杯左右的水，可以有效缓解孕期的便秘，还有助于减少早产的可能，并且能帮助孕妈妈的身体"生产"充足的乳汁。

## 孕晚期能出远门吗

建议孕妈妈孕晚期不要出远门，以保障自身和胎宝宝安全，避免旅途中突然临产等可能发生的危险。如果此时必须出远门，那么在出远门之前，请拜访一次你的妇产科医生，了解自己的身体情况，询问有关注意事项。

到了孕晚期，孕妈妈就尽量不要出远门了。

## 分娩医院如何选择

选择合适的医院分娩，是孕晚期最应该关注的问题，而且还需要实地考察了解分娩的实际情况，如住院部的条件和医生、护理人员的水平等。一般考察分娩医院要注意以下几点：

▶ **医院的口碑**

可以看医院的等级，再听听周围生过宝宝的妈妈的介绍和推荐。如果需要提前住院或剖宫产，也需要了解住院部的条件和收费。

▶ **离家远近**

离家的远近也是一大因素，比如，分娩时是否能很快地到达医院？是否会堵车？生产完之后，家人是否能很方便地照顾等。所以，家附近口碑好的医院应是最佳的选择。

▶ **是否提倡自然分娩**

分娩方法在选择医院的时候也需要考虑进去，比如，这个医院的自然分娩率是多少，剖宫产率是多少，是否提供助产分娩（就是由助产士一对一地照顾）是否可以有亲人陪护，麻醉服务是否什么时候都有等。

## 睡前 30 分钟：用生姜水泡脚

睡前把生姜切片加水煮开，待温度降到脚可以承受时用来泡脚。生姜水泡脚不仅能缓解疲劳，还能促进血液循环，帮助入睡。有条件的家庭可以用桶，水量可没到小腿肚以上，这对避免抽筋也特别有效。不过泡脚时间不宜超过 30 分钟，且水温不宜过高，40℃左右最好。

## 放缓生活节奏

进入孕晚期，孕妈妈身体负担增加，生活节奏宜放缓，工作量、活动量都应适当减少。如果身体情况不乐观，高龄孕妈妈在孕 32 周后还可以申请休假。

不过，在孕妈妈暂时离开工作前，应为工作交接做好准备。找 1 个适当的时间，与上司、接任者和同事对细节问题进行沟通，并商量好保持联系的方式、时间，以保证工作在孕妈妈休假期间顺利进行，同时也能让孕妈妈获得 1 个相对清静的假期。

## 温和运动，为分娩积蓄力量

孕 8 月，孕妈妈运动应以动作幅度不大，速度稍慢的舒展运动为主，可选择舒展体操、孕期瑜伽等，以加强骨盆关节和腰部肌肉的柔软性，松弛骨盆和腰部关节，为分娩做好准备。

另外，孕妈妈可在运动时缓慢吸气、呼气，锻炼肺活量，可缓解孕妈妈喘不过气的感觉，也有益于分娩时呼吸的调整。

孕晚期孕妈妈的运动一定要缓慢，运动时间以在 15 分钟内为宜。

孕妈妈每天临睡前，冥想 5 分钟，能缓解分娩前的紧张情绪。

## 乳房清洁不可忽视

孕晚期，孕妈妈应做好乳房清洁护理工作。常用温开水清洗乳头，用毛巾将乳头擦洗干净，这样既可保持卫生，又可增加乳头表皮韧性，以便将来喂奶时经得起宝宝的吸吮。每天自我按摩乳房，可以为开奶做准备，但不宜太过用力按压。如果乳头内陷，擦洗时可用手轻轻拉出乳头。

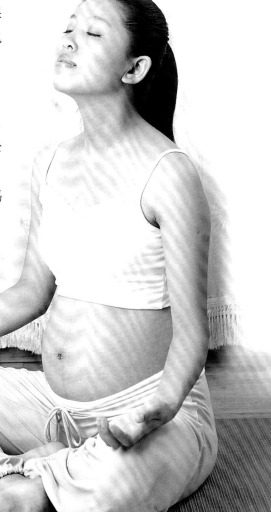

## 大龄孕妈妈，工作该停就停

　　有些孕妈妈在即将临产前才请产假，然而大部分医生认为，年龄大于等于 35 岁的女人被定义为"大龄产妇"，是生产中需要多加注意的高危人群，自妊娠 32 周以后就不宜再工作。因为这个时候的孕妈妈心脏、肺及其他重要器官必须更辛苦地工作，且鼓起的肚腹对脊柱、关节和肌肉形成沉重的负担。此时，应尽可能让身体休息。所以，职场大龄孕妈妈要提前跟公司领导商量好休假时间，千万不要不好意思开口，这个时候，没有什么比自己和胎宝宝更重要的，相信公司会理解你的难处，提前帮你安排好工作交接及后续问题。

## 了解分娩知识，做到心中有数

　　许多地方的医院或有关机构均举办了"孕妈妈学校"，孕妈妈可以通过知识讲座，了解分娩的全过程，以及可能出现的情况，并进行分娩前的有关训练。通过一系列的学习与训练，孕妈妈对分娩基本可以做到心中有数，这对减轻孕妈妈的心理压力，解除思想负担以及做好孕期保健等很有帮助。

## 学会胎位触摸法

　　孕妈妈摸自己的肚子时，可以通过胎宝宝的胎头位置判断现在的胎位是否正常。正常胎位时，胎宝宝的头可以在下腹的中央即耻骨的联合上方摸到，如果在这个部位摸到圆圆、较硬、有浮球感的东西就是胎头。但要是在上腹部摸到胎头，在下腹部摸到宽软的东西，表明胎宝宝是臀位。在侧腹部摸到呈横宽走向的东西为横位。后两种胎位均需在医生指导下采取胸膝卧位纠正，每次 15~20 分钟，早晚各 1 次。即使胎位纠正过来后还需坚持监测，以防再发生胎位不正。

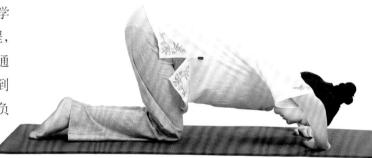

膝胸卧位操一定要在医生的指导下进行，不可自行练习。

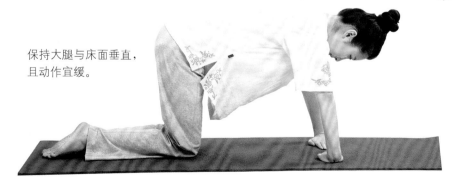

保持大腿与床面垂直，且动作宜缓。

# 写篇怀孕"月"记吧

本月产检备忘录：

那些难忘的事儿：

记录下自己的体重：

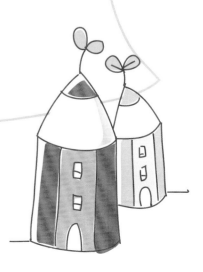

# 孕9月　加油，坚持就是胜利

亲爱的爸爸妈妈：

　　还有1个多月，我就要和爸爸妈妈见面了，爸爸妈妈有没有很期待呢？我可是有点着急哦，我的头部在本月末，开始降入骨盆，为出生做准备了。爸爸妈妈该准备好迎接我的到来啦！

　　现在，整个子宫空间已经被我占满了，所以，我的胎动次数减少了，但每次胎动更富有力量。我会时不时地踢腿、打拳，妈妈的肚子可能会鼓起包包。看到这些，妈妈一定很兴奋吧，别忘了多跟我互动！

　　这个月，我还会继续长大，妈妈可能连睡觉也会觉得辛苦，为了宝宝，妈妈再坚持一下，我也会很努力的，等到足月了，我们就会见面了。

——你们的宝贝

# 再忙也要看的本月大事表

## 孕9月（33~36周）

宝贝，你现在已经是个漂亮的小人儿了，妈妈很期待和你见面。

| | 胎宝宝在长 | 孕妈妈在变 | 本周特别注意 | 饮食要点 | 适宜的运动 |
|---|---|---|---|---|---|
| **孕 33 周** | ★ 皮肤变成粉红色<br>皮肤不再又红又皱<br>★ 宝宝身长<br>约 43 厘米 | ★ 手指、脚趾关节开始胀痛<br>关节和韧带逐渐松弛，手指和脚趾关节胀痛，腰痛更加严重<br>★ 应对招数<br>注意休息，适当补钙，多运动 | ★ 蛋白质记得补充<br>多吃些鸡肉、鱼肉等，补充优质蛋白<br>★ 坚持数胎动<br>胎宝宝感觉不适，会通过胎动提示孕妈妈 | ★ 早晚 1 杯牛奶<br>满足胎儿骨骼发育需要<br>★ 合理饮食，适当运动<br>蛋白质、维生素 C、叶酸、B 族维生素、铁质和钙质都要摄入 | ★ 活动腰部<br>1. 站立，双手叉腰<br>2. 左右扭动腰部，并带动臀部活动 |
| **孕 34 周** | ★ 基本是头朝下的姿势<br>如果胎位不正，也别担心，听医生"指挥"<br>★ 宝宝身长<br>约 44 厘米 | ★ 腿部痉挛、疼痛<br>腹部不断增大，腿部负担加重<br>★ 应对招数<br>注意休息，多做按摩 | ★ 纠正胎位不正<br>听从医生建议，采取措施纠正<br>★ 富含膳食纤维的食物要多吃<br>有利于肠道蠕动，预防便秘 | ★ 注意饮食卫生<br>饮食不当易影响分娩<br>★ 多吃含膳食纤维的食物<br>如玉米、蔬菜等 | |
| **孕 35 周** | ★ 变得丰满了<br>胎宝宝越长越胖，变得圆滚滚的<br>★ 宝宝身长<br>约 45 厘米 | ★ 身体越来越重<br>子宫壁变薄，常能看到宝宝手脚、肘部在腹部突显<br>★ 应对招数<br>避免长时间站立 | ★ 职场孕妈妈不宜久坐<br>每隔 1 个小时休息一会儿，走一走<br>★ 警惕腰痛<br>一阵阵的腰痛可能是宫缩造成的 | ★ 吃些牛肉<br>可适度缓解肌肉疼痛<br>★ 每日 1.5 毫克维生素 $B_1$<br>可定期吃些糙米饭 | ★ 鼓腹呼吸、骨盆运动<br>以上两项运动都对分娩有帮助，鼓腹呼吸可帮助减轻分娩疼痛，骨盆运动则有助于顺产 |
| **孕 36 周** | ★ 覆盖全身的绒毛和保护皮肤的胎脂开始脱落<br>★ 宝宝身长<br>约 46 厘米 | ★ 胎头入盆<br>胎头入盆，子宫底高度下降<br>★ 应对招数<br>定期产检，做好分娩准备 | ★ 一个人别走太远<br>如去远处，手机随身带<br>★ 分辨真假宫缩<br>假性宫缩会变得强烈，应学会分辨 | ★ 每天 16.5 毫克锌<br>可从海产品、鱼类、肉类中补充<br>★ 注意补铜<br>可减少胎膜早破 | |

# 孕 9 月产检全知道

本月，产前检查除了常规地完成前几次检查的项目外，医生会建议你开始着手进行分娩前的准备工作。

## 本月产检项目

| 产检项目 | 检查内容和目的 | 标准值 |
|---|---|---|
| 体重检查 | 通过孕妈妈的体重增长情况对孕妈妈进行合理的饮食指导 | 每周可以稳定增加 0.45 千克，每周又以不超过 0.5 千克为原则 |
| 血压检查 | 检测孕妈妈是否患有高血压或低血压 | 血压在 110/70 mmHg~120/80 mmHg 为正常 |
| 尿常规 | 便于医生了解肾脏的情况 | 正常：尿蛋白、糖及酮体均为阴性 |
| 心电图 | 判断孕妈妈心脏能否承受生产压力 | 一般情况下都是正常的，如有异常，医生往往建议再次检查 |
| 胎心监护 | 推测出宫内胎儿有无缺氧 | 胎心率正常波动在 120~160 次 / 分钟 |
| 听胎心音 | 随时监测胎儿是否有异常 | 正常值为 120~160 次 / 分钟 |
| 测量宫高、腹围 | 估计胎儿宫内发育情况 | 宫高正常：32（29.8~34.5）厘米<br>腹围正常：92（86~98）厘米 |
| 骨盆内测量 | 判断孕妈妈适合哪种方式分娩 | 骨盆指数 ≥ 8.0，有助于顺产 |
| 血常规 | 检查孕妈妈是否有贫血，避免分娩危险 | 血红蛋白计数 110~160 g/L |

注：以上产检项目和数值可作为孕妈妈产检参考，具体产检项目以各地医院及医生提供的建议为准。

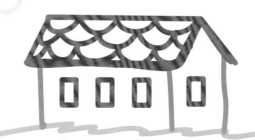

## 专家解读产检报告

心电图要完全看懂，很有难度，孕妈妈最好询问医生。心电图由 P 波、QRS 波、ST 段、T 波和 U 波组成。一小格是 0.04 秒，一行颜色深的大格是 25 小格，也就是 1 秒，数 6 个这样的格子内的搏动然后乘以 10 就是心率。2 个搏动之间也就是 2 个 QRS 波之间的距离越小，心率越快。P-R 间期反映的是房传导速度，太长说明阻滞。

心电图很容易受环境、休息状况等影响，偶尔出现异常不必紧张。

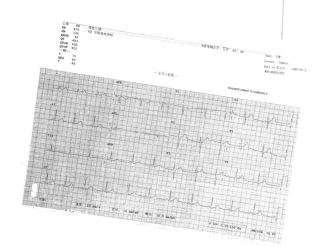

## 让你一次就通过的小秘密

### ❥ 做心电图的小秘密

心电图指的是心脏在每个心动周期中，由起搏点、心房、心室相继兴奋，伴随着心电图生物电的变化，通过心电描记器从体表引出多种形式的电位变化的图形。心电图是心脏兴奋的发生、传播及恢复过程的客观指标。

孕晚期是心脏压力最大的时候，临产前做个心电图是非常有必要的，可以判断心脏能否承受分娩压力。

有的孕妈妈本来心脏没有什么问题，但是做心电图的时候没有注意，影响了检查结果，可能会重复做两三次检查，人为地造成紧张情绪。那么，做心电图都需要注意什么呢？

**1** 不要空腹做心电图，以免出现低血糖，可能会引起心跳加速，影响心电图的结果。

**2** 不要在匆匆忙忙的状态下去做心电图，检查前最好先休息一会儿，等平静下来再做检查。

**3** 检查时既不要紧张，也不要说话，否则会产生干扰现象。

**4** 做心电图时，要穿一些容易穿脱的衣服，最好别穿连衣裙。

**5** 如果身上有手表、手机等设备，最好取下来放在一边，以免产生干扰。

# 孕期营养补充宜与忌

　　这个月胎宝宝已经相当成熟，孕妈妈要开始为分娩做准备了，在营养的摄入上，孕妈妈要根据自己的身体情况来调节。需要强调的是，胎宝宝在最后 2 个月需要在体内储存一半的钙，孕妈妈可适当补充一些。

**孕 9 月科学膳食结构表**

| 五谷类 | 蔬菜类 | 水果类 | 鱼类和海鲜 | 畜禽肉类 | 食盐 |
|---|---|---|---|---|---|
| 300~450 克 | 300~500 克 | 200~400 克 | 100~150 克 | 100 克 | 不超过 6 克 |
| 患妊娠糖尿病的孕妈妈可用糙米或五谷饭来代替白米饭 | 不要生食蔬菜，隔夜的剩饭菜要加热后食用 | 将几种水果榨汁食用，营养更丰富 | 可适当多吃些鱼，防止早产 | 鸡翅、羊肉都是不错的选择，可换不同的花样来烹饪 | 孕晚期要坚持少盐、少糖的清淡饮食 |

| 大豆和坚果类 | 油脂 | 奶类 | 蛋类 |
|---|---|---|---|
| 40~60 克 | 30 克 | 500 克 | 50 克 |
| 早上 1 杯豆浆，午餐 1 小份烧豆腐或 1 小把杏仁即可 | 烹调油应多样化，基本每天炒菜的用油就能满足 | 每天保证喝 2 杯牛奶或酸奶 | 1 份鸡蛋羹即可 |

**➧ 孕妈妈每日食物表推荐**

| 餐次 | 食谱推荐 | 所含营养素 | 食物替换 |
|---|---|---|---|
| 早餐 | 红枣粥 1 碗，蒸饺 4 个，鸡蛋 1 个 | 碳水化合物、热量、蛋白质 | 早晨不喜欢喝粥，可用豆浆、牛奶或芝麻糊代替 |
| 中餐 | 猪肝烩饭 1 碗，香菜拌黄豆小半盘，冬笋冬菇扒油菜小半碗 | 蛋白质、维生素、钙 | 香菜拌黄豆可以换成油烹茄子 |
| 晚餐 | 家常饼 1 块，香菇油菜小半碗，山药奶肉羹 1 碗 | 维生素、膳食纤维、铁、铜、磷 | 山药奶肉羹可以用棒骨海带汤代替 |

## 本月主打营养素

本月除了要补充充足的钙之外，还要加强优质蛋白质的补充，以保证胎宝宝成长。另外，还应适当增加锌、铜、维生素 $B_1$ 的摄入，以降低胎膜早破的概率。

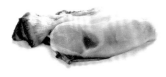

牡蛎一定要加工到熟透再食用。

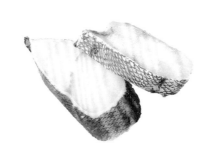

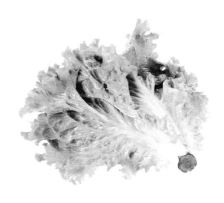

### ◈ 锌——胎宝宝顺利出生的保证

供给量：锌可以在分娩时促进子宫收缩，使子宫产生强大的收缩力，将胎宝宝推出子宫。孕妈妈每天宜摄入锌的量为 11.5 毫克，到了孕晚期可增加到 16.5 毫克，从日常的海产品、鱼类、肉类中可以得到补充。

食物来源：动物性食物中含锌最高，如瘦肉、猪肝、蛋黄、鱼肉等；海产品中尤其是牡蛎的含锌量也很高；植物性食物中，如花生、芝麻、黄豆、核桃、粗面粉等也是人体摄取锌的可靠来源。

### ◈ 铜——预防胎膜早破

供给量：为了降低胎膜早破的危险，还应增加铜的摄入量。胎宝宝的肝是含铜量极高的器官，随着胎宝宝的发育，从孕 7 月到宝宝出生，铜需求量约增加 4 倍。

食物来源：含铜量高的食物有肝、豆类、海产类、贝壳类、蔬菜、水果等。如孕妈妈不偏食，多吃上述食物是不会发生铜缺乏症的。需要注意的是，铜不宜过量补充，过量易致铜中毒。

### ◈ 维生素 $B_1$——让胎宝宝更健壮

供给量：孕晚期需要充足的水溶性维生素，尤其是维生素 $B_1$。推荐孕妈妈每日摄入量为 1.5 毫克，只要平时选择标准米面，定期吃些糙米饭就可以补充维生素 $B_1$。

食物来源：维生素 $B_1$ 含量丰富的食物有谷类、豆类、坚果、酵母等，尤其在谷类的表皮部分含量更高。动物内脏、蛋类和绿叶蔬菜中维生素 $B_1$ 的含量也较丰富。

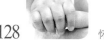

## 能吃不能吃，一看就知道

　　这个月主要是为分娩做准备，为自身提供足够的能量；另一方面还要保证胎宝宝的营养需求，保证胎宝宝的体重匀速增长。宝宝出生体重过高或过低，都会影响宝宝的生存质量和免疫功能。

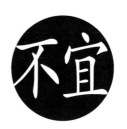

### ◆ 宜吃最佳防早产食品——鱼

　　鱼被称为"最佳防早产食品"。研究发现，孕妈妈吃鱼越多，怀孕足月的可能性越大，出生时的宝宝也会较一般宝宝更健康、更精神。孕晚期建议孕妈妈每周至少吃一次鱼。

### ◆ 预防感冒宜喝的汤饮

　　这个时候，孕妈妈要积极预防感冒，避免接触感冒病菌，应远离感冒人群。以下几种汤饮趁热服用，可以有效预防感冒。

　　橘皮姜片茶：橘皮、生姜各 10 克，加水煎，饮时加红糖调味。

　　姜蒜茶：大蒜、生姜各 15 克，切片加水 1 碗，煎至半碗，饮时加红糖调味。

　　姜糖饮：生姜片 15 克，3 厘米长的葱白 3 段，加两碗水煮沸后加红糖。

　　菜根汤：白菜根 3 个，洗净切片，加大葱根 7 个，煎汤加白糖，趁热服。

　　杭菊糖茶：杭白菊 30 克，白糖适量，加适量开水浸泡，代茶饮。

### ◆ 不宜吃马齿苋

　　马齿苋性寒凉而滑利，对子宫有明显的兴奋作用，会使子宫收缩强度增大，易造成流产。因此孕晚期的孕妈妈最好不要食用，以免发生意外。

### ◆ 患妊娠糖尿病的孕妈妈不宜食香蕉

　　香蕉糖分高，有妊娠糖尿病的孕妈妈要少食。急慢性肾炎及肾功能不全者不宜食用，畏寒体弱和胃虚的人也不宜多食。

### ◆ 不宜单以红薯作主食

　　红薯不宜作主食单一食用，一是由于其蛋白质含量较低，会导致营养摄入不均衡；二是如果食用红薯过量，会引起腹胀、胃灼热、反酸、胃疼等，所以主食最好以大米、馒头、粗粮为主，辅以红薯。

红薯可搭配米粥或米饭一起吃。

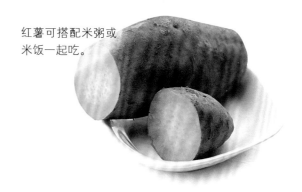

## 养胎不养肉的美食推荐

### 猪肝烩饭——补血补铁

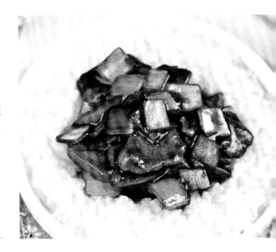

**原料：**米饭 1 碗，猪肝 1 小块，瘦肉 1/3 碗，胡萝卜 1/2 根，洋葱 1/2 个，蒜末、水淀粉、盐、白糖、酱油、料酒各适量。

**做法：**❶ 瘦肉、猪肝洗净，切片，调入酱油、料酒、白糖、盐、水淀粉腌 10 分钟。❷ 洋葱、胡萝卜洗净，切成片后用开水烫熟。❸ 锅中放油，下蒜末煸香，放入猪肝、瘦肉略炒；依次放入洋葱片、胡萝卜和盐、酱油，放少许水烧开，加水淀粉勾芡，随后淋在米饭上。

**营养功效：**猪肝能补铁、锌，可降低孕妈妈发生胎膜早破的概率。

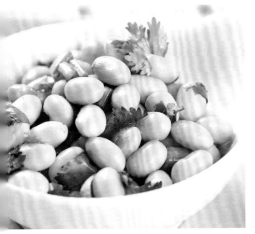

### 香菜拌黄豆——补充钙质

**原料：**香菜 3 棵，黄豆 1/2 碗，盐、姜片、香油各适量。

**做法：**❶ 黄豆泡 6 小时，加姜片、盐煮熟，晾凉。❷ 香菜切段拌入黄豆，吃时拌入香油即可。

**营养功效：**黄豆中含钙丰富，能使胎宝宝的牙齿、骨骼钙化加速，还能帮助胎宝宝自身储存一部分钙供出生之后用。

### 冬笋冬菇扒油菜——低脂控血糖

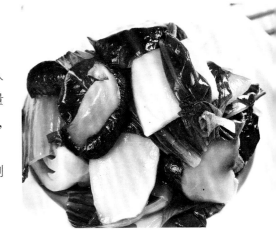

**原料：**油菜 2 棵，冬笋 1 根，冬菇 4 朵，葱、盐各适量。

**做法：**❶ 将油菜去掉老叶，清洗干净切段；冬菇切半；冬笋切片，并放入沸水中氽烫，除去笋中的草酸；葱洗净切碎。❷ 炒锅置火上，倒入适量油烧热，放入葱末、冬笋、冬菇煸炒后，倒入少量清水，再放入油菜段、盐，用大火炒熟即可。

**营养功效：**这道菜含大量维生素和膳食纤维，对调节孕妈妈血糖和控制妊娠高血压综合征都很有帮助。

# 本月必知生活细节

此时的胎宝宝发育已经接近成熟了，孕妈妈的肚子越来越大，生活越来越不方便了。孕妈妈要特别注意提前做好分娩准备。另外，一些重的家务活就留给准爸爸来做吧！

## 必须做好分娩准备

分娩的准备包括孕晚期的健康检查、心理上的准备和物质上的准备。一切准备的目的都是希望母子平安，准备的过程也是对孕妈妈的安慰。如果孕妈妈了解到家人及医生为自己做了大量的工作，并且对意外情况也有所考虑，那么心中就应该有底了。

## 视情况使用托腹带

如果孕妈妈腹部的腹壁肌肉比较结实，则不必使用托腹带。如果孕妈妈腹壁肌肉比较松，再加上胎宝宝比较大的情况，可能会造成一定的悬垂，对胎宝宝入盆有一些影响，这时使用腹带托一下，可以缓解一下腹壁的张力。

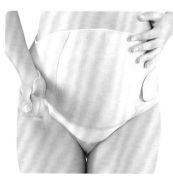
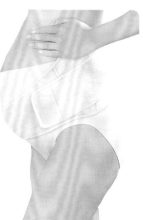

托腹带不可包得过紧，晚上睡觉时应脱掉。

## 提前清洗宝宝衣物

宝宝的衣服一定准备了不少，宝宝出生之前一定要将准备的衣物清洗一遍，用肥皂和清水洗去织物中的刺激成分。清洗之前一定要将衣物上的商标剪去，以免伤害宝宝嫩嫩的皮肤。洗涤宝宝衣物时要用热水，可有效地去除衣物中的有害物质。洗涤后要多次漂荡，清除清洗剂的残留物质。

## 哪些情况需提前入院

过早的住院待产对孕妈妈身心都不利，但如果有特殊情况，一定要提前住院：

1 孕妈妈患有内科疾病，如心脏病、肺结核、高血压、重度贫血等。

2 经医生确诊为骨盆及软产道有明显异常，不能经阴道分娩者。

3 子痫前期，或突然出现头痛、眼花、恶心呕吐、胸闷或抽搐者。

4 胎位不正，如臀位、横位、多胎妊娠者。

## 不要一个人走太远

此时胎宝宝已成熟，随时都可能临产，因此要避免 1 个人在外走得太远，顶多买买菜、短途散步。如去远处，要将地点、时间等向家里人交代清楚，或留个纸条再出去。

## 每天洗澡，保持身体清洁

这个时期，孕妈妈尽可能每天洗澡，清洁身体。淋浴或只擦擦身体也可以，特别要注意保持外阴部的清洁。头发也要整理好。洗澡时要注意水温的调节，以 38~42℃ 为宜。

## 缓解分娩疼痛的小妙招

临近分娩，孕妈妈应提前了解一下缓解分娩时疼痛的小妙招，以便做好准备。

✔充足水分。避免喉咙干渴。准备可弯曲的吸管比较方便饮用。

✔填饱肚子。阵痛开始时先填饱肚子，阵痛的间歇吃点小零食，补充体力以便"应战"。

✔放松自己。可借助于杂志、音乐等。

✔轻装上阵。轻松的穿着、固定发型或扎起头发较为方便。

✔精神集中。想着胎宝宝，专注于帮助生产的呼吸法。

✔嚼口香糖。强烈阵痛时用清凉的口香糖帮助转换心情。

✔学习配合分娩的呼吸方法，为熟悉产程做准备。

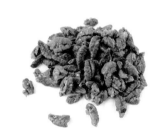

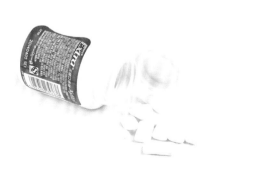

## 孕晚期散步：掌握小技巧

孕晚期散步要避免身体受到震动；走路时要抬头挺胸，挺直后背；气候和空气质量不佳时不要外出散步；夏天最好在上午或傍晚散步，冬天应在暖和的下午散步。散步路线避开嘈杂街道、车流和人群，选择空气清新、环境幽静的路线；有台阶、斜坡的地方要少走，需要走时，要扶好栏杆，以防摔倒。散步中，感到疲劳或不舒服要随时停下来休息。此外，拉上准爸爸一起散步既有安全感，又能增进感情。

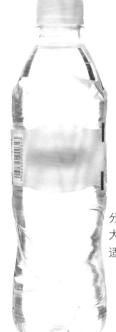

分娩时水分消耗大，宜在分娩前适当补充水分。

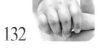

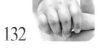

## 如何正确洗发

孕 9 月，洗发对孕妈妈来说，成了比较难办的一件事。短发的孕妈妈头发比较好洗，可坐在高度适宜，能让膝盖弯成 90° 的椅子上，头往前倾，慢慢清洗。

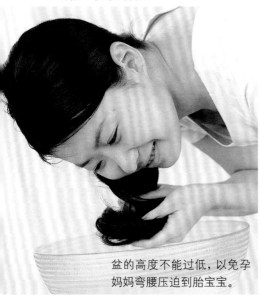

盆的高度不能过低，以免孕妈妈弯腰压迫到胎宝宝。

长发的孕妈妈最好坐在有靠背的椅子上，请家人帮忙冲洗。若嫌这样太麻烦，干脆将头发剪短，比较清爽好洗，等生完宝宝之后再留长好了。

## 坚持数胎动很重要

即使到了孕晚期，孕妈妈也应坚持计数胎动。胎动每 12 小时在 30 次左右为正常，如果胎动过少（少于 20 次预示可能缺氧），则应及时上医院就诊。

如果白天孕妈妈没有时间数胎动，也可以和准爸爸一起在每天临睡前一小时数一下，时间最好是固定的，也就是数一小时，然后乘以 12，也是 12 小时的胎动数，不过没有之前的早、中、晚三次来得准确。

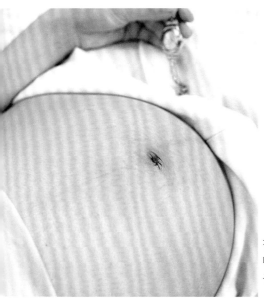

有时候胎宝宝呼吸，孕妈妈的肚子也会动哦。

## 起床动作不宜太大

到了孕晚期，为了避免发生意外，任何用力过猛的动作都是不允许的。孕妈妈起床时，如果睡姿是仰卧的，应当先将身体转向一侧，弯曲双腿的同时，转动肩部和臀部，再慢慢移向床边，用双手撑在床上、双腿滑到床下，坐在床沿上，稍坐片刻以后再慢慢起身站立。

## 不可轻视阴道出血

孕晚期阴道出血的原因有多种可能。如果是产兆和前置胎盘，表现为无痛的、反复多次的出血；如果是胎膜早破，表现为持续性腹痛和少量出血；如果是子宫破裂，则表现为突然痉挛和剧烈腹痛，并有休克体征。一旦发生出血情况，应及时就医。

## 胎膜早破怎么办

如果孕妈妈尚未到临产期，从阴道突然流出无色无味的水样液体，为胎膜早破。胎膜早破可刺激子宫，引发早产，并会导致宫内感染和脐带脱垂，甚至可能发生意外。孕妈妈一旦发现有水样液体留出，一定要及时就医。另外，发生胎膜早破的孕妈妈，要将臀部垫高，保持头低臀高位，以防脐带脱垂。

# 写篇怀孕 "月" 记吧

本月产检备忘录：

那些难忘的事儿：

记录下自己的体重：

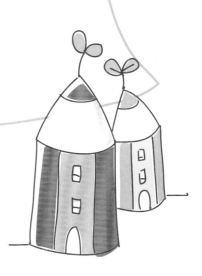

# 孕10月 给宝宝一个最温暖的怀抱

亲爱的爸爸妈妈:

这个月,我已经足月了,随时可能来到这个世界哦。我已经做好了随时"搬家"的准备了。在妈妈的肚子里待了9个多月了,听着爸爸妈妈的声音,很期待与你们见面呢。

妈妈的心情一定很复杂,既有期待,又有对分娩的恐惧不安吧? 妈妈加油,我会跟你一起努力的。妈妈要放松心情,不要太紧张哦。我还需要营养储备呢,妈妈要保持规律饮食,这是顺利分娩的有力保证。

我随时准备到来,爸爸妈妈快看看一切都准备好了吗?

——你们的宝贝

# 再忙也要看的本月大事表

## 孕10月（37~40周）

宝贝，很快就能见到你了，妈妈已经准备好了温暖的小家，随时欢迎你的到来。

| | 胎宝宝在长 | 孕妈妈在变 | 本周特别注意 | 饮食要点 | 适宜的运动 |
|---|---|---|---|---|---|
| **孕37周** | ★ 继续生长<br>胎宝宝还在继续生长，体内脂肪增加到约8%<br><br>★ 宝宝身长<br>约47厘米 | ★ 宫缩频率增加<br>临近分娩，子宫颈变软、变薄，黏液栓塞和血液混合流出阴道，出现"阴道出血"<br><br>★ 应对招数<br>出现规律宫缩，及时就医 | ★ 饮食应清淡、易消化<br>多吃对生产有补益作用的食物<br><br>★ 警惕先兆子痫<br>由中度妊娠高血压综合征发展而来，对母子危害较大 | ★ 少食多餐<br>选择体积小、营养价值高的食物<br><br>★ 每日摄取三四微克维生素 $B_{12}$<br>每日2份荤菜，外加1杯牛奶和1个鸡蛋即可 | ★ 腰部运动——锻炼骨盆肌肉<br>1. 孕妈妈站立，双腿略宽于肩。双手抱头，向左转90°，身体跟着向左转<br>2. 再向右转头、转身 |
| **孕38周** | ★ 随时准备出生<br>胎盘成熟度越来越高<br><br>★ 宝宝身长<br>约47厘米 | ★ 下肢水肿更加严重<br>胎宝宝胎头入盆，挤压膀胱所致<br><br>★ 应对招数<br>多休息，多做按摩 | ★ 停止性生活<br>邻近分娩，子宫口容易张开，同房易致早产<br><br>★ 每周一次产检 | ★ 每天吃2种以上蔬菜<br>补充多种维生素<br><br>★ 多吃些坚果、巧克力<br>为随时到来的分娩准备体力 | |
| **孕39周** | ★ 继续长肉<br>胎宝宝继续长肉，胎脂逐渐脱落<br><br>★ 宝宝身长<br>约48厘米 | ★ 身体沉重，情绪波动<br>身体越来越重，情绪不稳，常会烦躁<br><br>★ 应对招数<br>调整心情，多做运动，有利于分娩 | ★ 准备好待产包<br>临近分娩，要将入院前的一切准备好<br><br>★ 保存体力<br>产前要多吃多休息，保存体力，为分娩做准备 | ★ 多在家中就餐<br>减少在外就餐，保证饮食健康<br><br>★ 糖类、蛋白质不可缺少<br>为分娩储备能量 | ★ 盘腿屈膝——扩张骨盆<br>1. 盘腿坐，双手放于膝盖上<br>2. 保持坐的姿势，两脚底相对，两膝盖尽量向外展开 |
| **孕40周** | ★ 具备70多种反射能力<br>胎宝宝具备70多种反射能力，随时都有出生的可能<br><br>★ 宝宝身长<br>48~50厘米 | ★ 出现规律宫缩<br>可能出现规律宫缩，预示着即将临产<br><br>★ 应对招数<br>宫缩间隔缩短，变得有规律，立即入院 | ★ 多做助产运动<br>每天散步半小时以上，或反复缓慢上台阶<br><br>★ 预防过期妊娠<br>过了预产期一周，应住院待产 | ★ 碳水化合物不可少<br>每天摄入500克左右<br><br>★ 每天摄取14毫克维生素K<br>有利于胎儿智力发育 | |

# 孕 10 月产检全知道

孕妈妈在怀孕的最后这个月应每周去医院检查一次，以便在第一时间了解宝宝的变化，据此推测分娩日期。另外，在哪个医院进行分娩也要在预产期来临前就做好决定。

## 本月产检项目

| 产检项目 | 检查内容和目的 | 标准值 |
| --- | --- | --- |
| 羊膜镜检查 | 判断胎儿安危的检查，主要用于高危妊娠以及出现胎儿窘迫征象或胎盘功能减退的检测 | 正常：羊水清亮，无色透明，可透见胎先露及胎发在羊水中呈束状微动并可见白色光亮的胎脂片 |
| 胎心监护 | 推测宫内胎儿有无缺氧 | 胎儿正常的心率是 120~160 次 / 分钟 |
| 胎位检查 | 确定孕妈妈自然分娩还是手术助产 | — |
| 胎儿成熟度检查 | 一般临床采用测量子宫底高度和腹围，按公式计算胎儿体重，根据羊水来推测胎龄 | 胎头双顶径 ≥ 8.5 cm，孕周在 36 周以上，体重 2500 克左右，可作为胎儿成熟度的指标 |
| 手摸宫缩 | 宫缩的频度和强度是指导医生进行相应处理的依据 | 通常临产时，宫缩至少为五六分钟 1 次，每次持续不少于 30 秒。一般手摸宫缩的时间为 20 分钟 |
| B 超检查 | 本次 B 超将为确定生产的方式提供可靠的依据 | — |
| 测量宫高、腹围 | 本月测量宫高和腹围可判断胎儿是否成熟 | 宫高正常：32（30~34）厘米；腹围正常：94（89~100）厘米 |

注：以上产检项目和数值可作为孕妈妈产检参考，具体产检项目以各地医院及医生提供的建议为准。

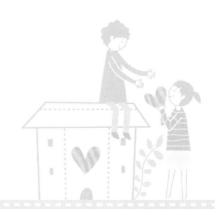

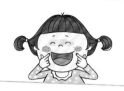

## 专家解读产检报告

胎心监护仪上主要有两条线，上面一条是胎心率，正常情况下为 120~160 次 / 分钟，一般表现为一条波形曲线，出现胎动时心率会上升，出现 1 个向上突起的曲线。胎动计数＞ 30 次 /12 小时为正常，胎动计数＜ 10 次 /12 小时提示胎儿缺氧。下面一条表示宫内压力，在宫缩时会增高，随后会保持 20 毫米汞柱左右。

一次测量中胎心过快或过慢并不代表有问题，医生会根据一段胎心监护的图纸进行评分，8~10 分为正常，7 分以下为异常。

## 让你一次就通过的小秘密

### ▶ 一次通过胎心监护

很多孕妈妈做胎心监护时都不是一次通过的，但大多数的时候胎宝宝并没有异常，只是睡着了而已。所以，孕妈妈在做检查前就要把胎宝宝叫醒。

孕妈妈可以轻轻摇晃你的腹部或者抚摸腹部，把胎宝宝唤醒；也可以在检查前的 30 分钟内吃些巧克力、小蛋糕等甜食，这样宝宝会容易动一动。在检查时，孕妈妈最好选择 1 个舒服的姿势进行监护，避免平卧位。

如果胎心监护结果不是非常满意，那么监护会持续地做下去，做 40 分钟或者 1 小时是非常有可能的，孕妈妈不要太过着急。

另外，做胎心监护的孕妈妈不要一到医院就吃巧克力等甜食，要等到前面只有一两个孕妈妈快轮到自己的时候再吃。

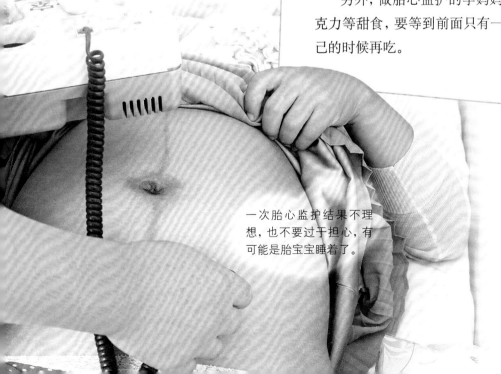

一次胎心监护结果不理想，也不要过于担心，有可能是胎宝宝睡着了。

# 孕期营养补充宜与忌

肚子里的宝宝就要足月，终于要和孕妈妈见面了。孕妈妈不用紧张和焦急，适当活动和充分休息，同时注意补充充足的碳水化合物，为宝宝的顺利分娩提供充足能量。

## 孕 10 月科学膳食结构表

| 五谷类 | 蔬菜类 | 水果类 | 鱼类和海鲜 | 畜禽肉类 | 食盐 |
|---|---|---|---|---|---|
| 300~450 克 | 300~500 克 | 200~400 克 | 100~150 克 | 100 克 | 6 克 |
| 粗粮占主食30%，一天中1碗红豆粥、1碗黑米饭、1个馒头的搭配是个不错的选择 | 蔬菜要吃够量，可常吃芹菜、冬瓜、番茄等 | 每天吃2种水果足矣 | 3小块带鱼或几条小黄鱼 | 可选择脂肪少的肉类，鸭肉、牛排都不错 | 包括酱油、咸菜、酱等调味品中的盐，6克是上限 |

| 大豆和坚果类 | 油脂 | 奶类 | 蛋类 |
|---|---|---|---|
| 40~60 克 | 30 克 | 500 克 | 50 克 |
| 体重增加过快的孕妈妈要适当减少坚果的摄入 | 烹调油应多样化，如茶子油、橄榄油、花生油等 | 每天保证喝2杯牛奶或酸奶 | 1个煮鸡蛋即可 |

### ❥ 孕妈妈每日食物表推荐

| 餐次 | 食谱推荐 | 所含营养素 | 食物替换 |
|---|---|---|---|
| 早餐 | 紫苋菜粥1碗，菠菜鸡蛋饼1个 | 锌、碳水化合物、热量、膳食纤维、蛋白质 | 紫苋菜粥可以换成皮蛋瘦肉粥或牛奶 |
| 中餐 | 牛肉卤面1碗，冬笋拌豆芽小半盘，羊肉冬瓜汤小半碗 | 蛋白质、维生素、钙、叶酸等 | 羊肉冬瓜汤可以换成素菜汤 |
| 晚餐 | 三鲜包子2个，奶油白菜小半盘 | 蛋白质、维生素 | 不喜欢吃包子，可以换成芹菜粥、荞麦发糕 |

## 本月主打营养素

最后 1 个月，由于胎宝宝生长更快，胎宝宝体内需要储存的营养素也会增多，孕妈妈需要的营养也达到最高峰。所以，此时孕妈妈的膳食应多样化，尽力扩大营养素的来源，保证营养素和热量的供给。

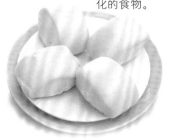

孕晚期宜多吃易消化的食物。

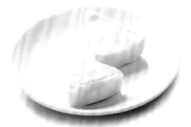

奶酪也是很好的补钙食物。

孕期每周食用 1 次牛肉即可，每次不可过量食用。

### ❥ 碳水化合物——为分娩储备能量

供给量：分娩是体力活，因此饮食中碳水化合物的食物少不了。建议临产孕妈妈每天碳水化合物摄入量为 500 克左右，孕妈妈三餐中都要吃米饭、面条等主食，再加 1 碗粥品，就能满足人体所需。

食物来源：孕妈妈可以多吃一些粥、面汤等易消化的食物，还要注意粗细粮搭配，预防便秘。

### ❥ 维生素 K——有利于智力发育

供给量：维生素 K 有"止血功臣"的美称，经肠道吸收，在肝脏能生产凝血酶原及一些凝血因子。因此，产前 1 个月，孕妈妈应多吃含维生素 K 的食物。孕妈妈每天摄入 14 毫克维生素 K，每天保证食用 3 份蔬菜即可摄取足够的维生素 K。

食物来源：富含维生素 K 的食物有蛋黄、奶酪、海藻、莲藕、菠菜、白菜、菜花、莴笋、豌豆、大豆油等。

### ❥ 维生素 $B_{12}$——有利于神经髓鞘发育

供给量：在孕晚期，胎宝宝的神经开始发育出起保护作用的髓鞘，这个过程将持续到出生以后。而髓鞘的发育依赖于维生素 $B_{12}$。所以，孕妈妈应每日摄入 3~4 微克维生素 $B_{12}$，日常膳食中每日保证 2 份荤菜外加 1 杯牛奶和 1 个鸡蛋即可满足所需。

食物来源：维生素 $B_{12}$ 只存在于动物性食品中，如牛肉、牛肾、猪肝、鱼、牛奶、鸡蛋、奶酪等。

## 能吃不能吃，一看就知道

前几个月孕妈妈都辛苦地挺过来了，在最后一个月一定要坚持，尤其在饮食上，一定要格外小心，以免发生意外。

### ⟩ 饮食宜以清淡为主

产前孕妈妈的饮食要保证温、热、淡，对于养胎和分娩时的促产都有调养的效果。所以，孕妈妈现在的饮食应以坚持清淡为主。

### ⟩ 宜坚持少食多餐原则

怀孕最后 1 个月，孕妈妈胃肠很容易受到子宫压迫，从而引起便秘或腹泻，导致营养吸收不良或者营养流失，孕妈妈最好坚持少吃多餐的饮食原则，而且应吃一些容易消化的食物。

### ⟩ 产前宜吃巧克力和木瓜

孕妈妈在产前吃巧克力，可以缓解紧张，有助于调节积极情绪，还可以为孕妈妈提供足够的热量。木瓜有健脾消食的作用，木瓜酶催奶的效果显著，可以预防产后奶少，对于孕妈妈的乳房再发育也很有好处。

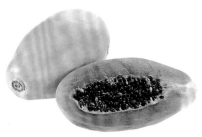

将木瓜和牛奶一起打成汁，每天 1 杯，能有效缓解便秘。

### ⟩ 不宜暴饮暴食

孕妈妈暴饮暴食，过量补充营养，会加重肠胃的负担，造成腹胀；还会使胎宝宝过大，造成难产。孕妈妈产前可以吃一些少而精的食物，诸如鸡蛋、牛奶、瘦肉、鱼虾和豆制品等，防止胃肠道过度充盈或胀气，以便顺利分娩。

### ⟩ 剖宫产前要禁食

如果分娩方式选择剖宫产，手术前一天，晚餐要清淡，午夜 12 点以后不要吃东西，以保证肠道清洁，减少术中感染。手术前 6~8 小时不要喝水，以免麻醉后呕吐，引起误吸。

### ⟩ 不宜剖宫产前进补人参

人参中含有人参糖苷，具有强心、兴奋等作用，用后会使孕妈妈大脑兴奋，影响手术的顺利进行。另外，食用人参后，会使新妈妈伤口渗血时间延长，不利于伤口的愈合。

## 养胎不养肉的美食推荐

### 牛肉卤面——增强体力

**原料：**挂面 1 小把，牛肉 1/4 碗，胡萝卜 1/2 根，竹笋 1 根，酱油、水淀粉、盐、香油各适量。

**做法：**❶ 将牛肉、胡萝卜、竹笋洗净，切小丁。❷ 挂面煮熟，过水后盛入汤碗中。❸ 锅中放油烧热，放牛肉煸炒，再放胡萝卜、竹笋翻炒，加入酱油、盐、水淀粉，浇在面条上，最后再淋几滴香油即可。

**营养功效：**这道面食适合在产前补充体力，兼有补血的效果。

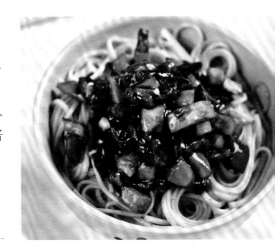

### 奶油白菜——清淡易吸收

**原料：**白菜 1 棵，牛奶 1/2 袋，盐、高汤、水淀粉各适量。

**做法：**❶ 白菜切小段，将牛奶倒入淀粉中搅匀。❷ 油锅烧热，倒入白菜，再加些高汤，烧至七八成熟。❸ 放入盐，倒入调好的牛奶汁，再烧开即成。

**营养功效：**此菜口味清淡，营养丰富，适合孕妈妈食用。

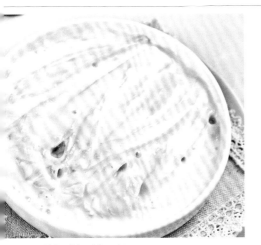
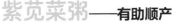

### 紫苋菜粥——有助顺产

**原料：**紫苋菜 2 棵，大米 1/3 碗，香油、盐各适量。

**做法：**❶ 紫苋菜洗净后切段，大米淘洗干净。❷ 锅内加适量清水，放入大米，煮至粥将成时，加入香油、紫苋菜、盐，煮熟即成。

**营养功效：**此粥具有清热止痢、顺胎产的作用。特别是孕妈妈临盆时进食，有利窍、滑胎、易产的功效，为孕妈妈临盆前的保健食品。

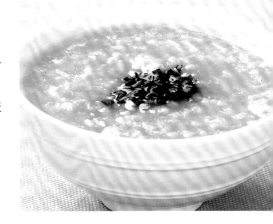

# 本月必知生活细节

　　即将临产，孕妈妈乃至全家人的心里都会有些紧张、期待、激动……在这种情况下，可能会忽视一些细节。这就需要全家总动员，迎接随时可能来临的分娩。

## 提前考虑好去医院的路线

　　孕晚期在确定分娩医院后，准爸爸和孕妈妈就可以开始安排好去医院的路线。因为孕妈妈和准爸爸不知道胎宝宝具体会在哪个时间"出来"，孕妈妈在孕10月的每一天，甚至每个时刻都可能出现临产征兆。如果准爸妈能在宝宝出生前，考察好去医院的最佳路线，提前做好准备，就不会被突然出现的临产征兆弄得措手不及。准爸妈在考察去医院的最佳路线时，要考虑到高峰时的交通状况，最好避免走易出现交通拥堵的路段。

## 入院待产包，准备齐全了吗

　　妈妈用品：洗漱用品，大号棉内裤3条，哺乳胸罩，背心2件，哺乳衬垫，前扣式睡衣，束腹带1条，产妇垫巾，加长加大卫生巾，产后卫生棉，保暖的拖鞋，以及水杯、汤匙等；小零食，包括准备巧克力或饼干，饿了随时吃；证件准备，包括户口本或身份证（夫妻双方）、医疗保险卡或生育保险卡、有关病历、住院押金等。

　　宝宝用品：哺乳用品，婴儿爽身粉、护臀霜、湿巾、纸尿裤或棉质尿布，"和尚领"内衣、婴儿帽、衣服和抱被。

## 临产前，休息很重要

　　分娩前，孕妈妈生活起居一定要规律，要放松心情，吃好休息好，养精蓄锐，从容地等待分娩。保持精力，避免疲倦劳累，这是保证孕妈妈顺利生产的重要条件。孕妈妈要努力让精神和身体处于最佳状态，以利于顺利生产。

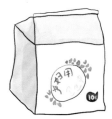
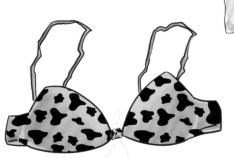
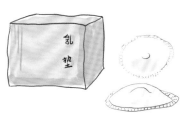

提前将待产包中物品分门别类准备好，临产前就不会慌乱了。

## 适量备些巧克力，为分娩助力

孕妈妈进入待产室后，吃东西就不方便了，但分娩时需要大量的能量，这些能量必须在产程中加以进补，分娩才能顺利进行。此时需要方便、快捷的能量补充方式，最好的方式就是吃巧克力。巧克力中含有丰富的碳水化合物和糖，还有微量元素，能够很快被孕妈妈吸收，而且巧克力取食方便，也方便携带。孕妈妈提前准备适量巧克力，能让自己在分娩时倍加助力。

## 产前宜少看电视

孕妈妈临产前两周终于进入产假程序，有了更多的自由时间可供支配。很多孕妈妈离开工作后，一时不知该如何消磨时间，而看电视剧往往成为很多孕妈妈的选择。

事实上，这种做法对孕妈妈和胎宝宝都是不利的。孕晚期孕妈妈本身就更容易疲劳，而过度用眼会增加这种疲劳感。此外，孕期激素水平异常，孕妈妈情绪容易出现波动，而长时间看电视使孕妈妈更容易跟着剧情产生情绪波动，也不利于健康。而且，总是坐在电脑前或电视机前，不运动也会增加孕妈妈分娩时的困难。

## 别太在意分娩时放屁排便

分娩时，胎宝宝慢慢下降，会挤压到孕妈妈的直肠，以致将一些气体排出肛门，而出现排气现象。当胎宝宝的头部通过产道时，孕妈妈的直肠会变得更加平滑，很可能会发生排便事件。其实分娩时排气排便属于正常现象，不必过于在意。

## 自我暗示，缓解压力

在分娩前一段时间多进行自我暗示练习，告诉自己痛苦是为了让宝宝更聪明。因为产痛能使孕妈妈脑中产生脑啡肽，这种物质对胎宝宝智力发育非常有益。这样的自我暗示也会减少孕妈妈对分娩的畏惧心理。

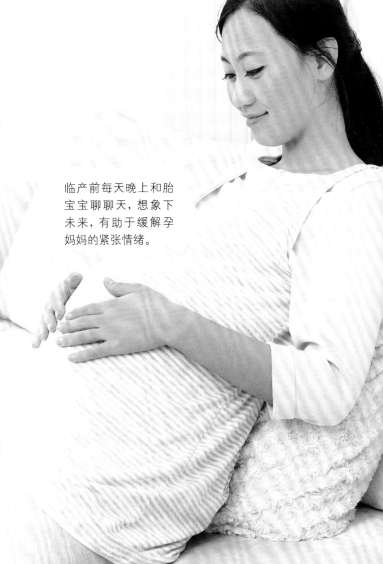

临产前每天晚上和胎宝宝聊聊天，想象下未来，有助于缓解孕妈妈的紧张情绪。

### 分娩的前兆有哪些

这个月，应注意三个重要现象：宫缩、破水和流血。

宫缩：临近预产期，腹部一天有好几次发紧的感觉，当这种感觉转为很有规律的下坠痛、腰部酸痛（通常每6~7分钟1次）时，2~3小时后就应该去医院检查，这意味着要临产了。

破水：临产后，宫缩频次加强，羊膜囊破了，有清亮的淡黄色水流出。如在临产前，胎膜先破，羊水外流，则应立即平卧并送医院待产。羊水正常的颜色是淡黄色。血样、绿色混浊的羊水都要引起注意。

流血：临产前阴道流出少量暗红色或咖啡色夹着黏稠分泌物的液体，是正常的，如血多或鲜红，就应去医院。

### 胎位不正提前2周住院

正常情况下，胎宝宝在母亲腹中是"头朝下，屁股朝上"的，但有3%~4%的胎宝宝是"头朝上，屁股朝下"，这就属胎位不正中的臀位。这种情况在胎位不正中是较多见的，但为了安全起见，需要比预产期提早2周左右住院。医生会根据情况帮助纠正，或以自然分娩或剖宫产结束妊娠。

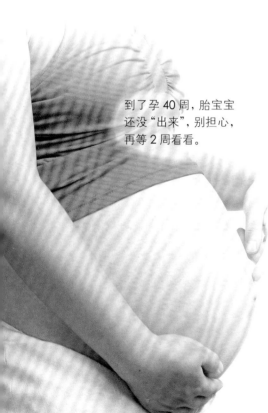

到了孕40周，胎宝宝还没"出来"，别担心，再等2周看看。

### 过期妊娠怎么办

孕期达到或超过42周称为"过期妊娠"。应对过期妊娠的方法有：

☑及时住院。明确有无胎儿宫内缺氧、巨大儿及羊水过少情况，并进行胎心监护。

☑做好胎动检测。如胎动过频或过少就表明胎儿缺氧，应及时就医。

☑时刻观察有无腹痛、阴道见红及流液等临产征兆。

☑适时终止妊娠。对于宫颈成熟度好，无产科合并症和并发症的孕妈妈，可以用人工破膜、催产素引产。对于有胎儿缺氧、胎儿生长受限、羊水过少、巨大儿或其他产科合并症和并发症者，可以进行剖宫产终止妊娠。

# 写篇怀孕"月"记吧

本月产检备忘录：

那些难忘的事儿：

记录下自己的体重：

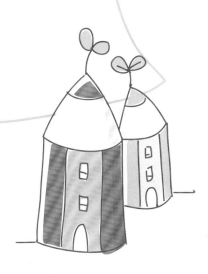

# 孕晚期：坚持自测胎动，这很重要

## 每天自己数胎动

一般来说，孕妈妈会在怀孕18~20周就感觉到胎宝宝在肚子里蠕动了，怀孕28~38周是胎动最为活跃的时期。因为数胎动是孕妈妈了解胎宝宝健康状况的最简易的方法，孕妈妈宜学会监测胎动。

一般孕6月的胎儿12小时内的胎动次数应在30次以上，若孕妈妈发现胎儿12小时内胎动次数少于20次，或者1小时内胎动次数少于3次，则表明胎儿在宫内出现异常状况，应立即到医院就诊。

胎动次数不是判断胎儿健康状况的唯一标准，有的胎儿生性不爱动，孕妈妈就不好判断。一般说来，孕中期胎儿胎动次数开始频繁，若此时发现胎动比原来减少了一半，孕妈妈也应立即就医。

## 监测胎动的方法

孕妈妈想要记录胎儿的胎动情况，有两种方法可以监测。

累计每天的胎动次数：这是最简单的计算方法，你可以做1个简单的表格，每天早上8点开始记录，每感觉到一次胎动，就在表格里做个记号，累计10次后，就说明胎宝宝一切正常，不用再做记录。如果从早8点到晚8点，胎动次数都没有达到10次，建议你尽快去医院检查。

固定时间内的胎动次数：孕妈妈每天监测3小时的胎动。在早上、中午、晚上各进行一次1小时监测。将所测得的胎动总数乘以4，作为每天12小时的胎动记录。如果每小时少于3次，则要把监测时间延长至6小时或12小时。

晚饭后计时监测：胎儿一般在晚上更加活跃，孕妈妈可在晚饭后19~23点间，数宝宝的胎动次数，看看出现10次胎动所需要的时间。如果超过3小时，胎动的次数达不到10次，就需要尽快去医院检查。如果孕妈妈对数字不太敏感，可以用画表格的方法记录胎动的时间和次数。

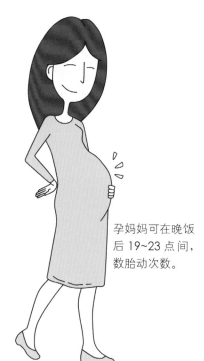

孕妈妈可在晚饭后19~23点间，数胎动次数。

## 数胎动的注意事项

胎动的强弱和次数，个体差异很大。有的 12 小时多达 100 次以上，有的只有 30~40 次。但只要胎动有规律、有节奏，变化曲线不大，就说明胎宝宝发育是正常的。

数胎动时，孕妈妈要采用左侧卧位或坐位的姿势，环境要安静，思想要集中，心情要平静，以确保监测的数据准确。

## 胎动的感觉

胎动的感觉有许多种：扭动、翻滚、拳打脚踢、肚子一跳一跳的、冒泡泡、像鱼在游泳、像虾在跳……胎宝宝在肚子里的动作千变万化，所以每个孕妈妈的胎动感觉会有所不同。在不同的孕周，胎动感受也会有所变化。

## 家用胎心音监测器使用注意

胎心音监测器是一种可监测和记录胎儿心跳及子宫收缩的仪器。除了在医院使用胎心音监测器外，很多孕妈妈为了安心，自己也买了胎心音监测器。监测时，孕妈妈宜靠在椅子上，手握持胎动按钮器，若有胎动则将按钮按下，记录器即可显示有胎动迹象。

在 20 分钟内若有 2 次胎动，且伴随胎宝宝心跳的频率达每分钟 15 次以上，持续至少 15 秒，则为正常；若胎动过少或无，则表示胎宝宝可能正在睡觉，也可能是异常，此时持续观察，如异常持续，宜就医。

由于胎心音监测器也是通过超声波监测，为了胎儿的安全，孕妈妈不宜频繁使用，以免对胎儿造成影响。

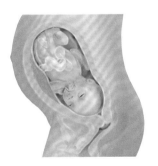

### 孕 16~20 周

这个时候胎宝宝运动量不是很大，孕妈妈通常觉得这个时候的胎动像鱼在游泳，或是"咕噜咕噜"吐泡泡。

### 孕 20~35 周

此时胎宝宝活泼好动，孕妈妈能感觉到拳打脚踢、翻滚等各种大动作，甚至还可以看到肚皮上突出的小手小脚。

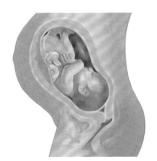

### 孕 35 周~分娩

此时胎宝宝几乎撑满整个子宫，胎动没以前频繁。

# 二胎妈妈孕事儿

随着生育政策的放开，有二胎想法的夫妻很多，然而同第一次怀孕相比，第二次怀孕也有许多不同的地方，孕妈妈们要及早注意，以保护自己和胎宝宝健康。

## 害喜反应不一样！这很正常

许多二胎孕妈妈反应，害喜反应与头胎不一样，是不是胎儿性别与头胎不一样呢？其实，以此判断胎儿性别是不太准确的。胎儿性别与染色体有关，与妊娠反应的关系不大。害喜反应的大小与HCG 水平的高低有关，因此害喜反应不一样是很正常的。

两次害喜反应不一样，可能是因为妈妈生二胎时年龄增长了，孕激素的分泌跟以前不一样，因此引起的反应也不一样。另外有些病症比如多胎、巨大儿、羊水过多、胚胎不正常（如葡萄胎）等，也会使孕激素分泌过度旺盛而引起剧烈妊娠反应。怀二胎的孕妈妈，如果妊娠反应较第一次时剧烈，记得跟医生沟通，排查各类病变因素。

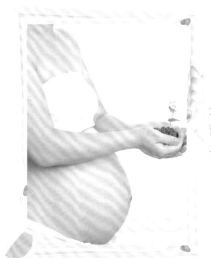

再次怀孕，孕妈妈会找到很多熟悉的回忆，借此机会再次感受下吧。

## 剖宫产后再怀孕，小心瘢痕妊娠

剖宫产后再怀孕的孕妈妈，若孕囊着床在子宫原疤痕处，有可能会导致阴道大量流血以及晚期的子宫破裂，这种情况称为瘢痕妊娠。

瘢痕妊娠的孕妈妈应注意以下几点：

1 再次怀孕的时间一般在上次剖宫产后两年左右，子宫上的疤痕已愈合，可以适应再次妊娠时子宫的增长。

2 疤痕子宫到孕晚期有极少数会出现自发性破裂，下腹痛是主要表现，孕妈妈要注意。由于子宫疤痕愈合不良，随着妊娠月份的增加，宫内压力增大，虽无任何诱因，子宫也可从其疤痕处胀发而破裂。子宫破裂时可出现轻重不等的腹痛，有时腹痛虽轻但子宫已破裂，必须提高警惕。

3 疤痕性子宫越接近预产期，破裂的危险性越大。为预防发生子宫破裂，应提前两周住院待产，以便发现问题及时处理。

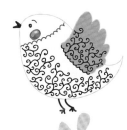

## 怀老二，赶上大龄怎么办

怀老二，赶上大龄，为了孕育健康的宝宝，你需要注意以下几点：

**1** 先做孕前检查：大龄妈妈不要盲目怀孕生二胎，孕前一定要进行细致的检查，了解自己的健康状况，让医生来判断是否适合再次怀孕。而且大龄妈妈怀孕后，要增加产检次数，因为超过35周岁后孕期危险会比年轻时多。

**2** 做好心理准备：打算生二胎的大龄妈妈也要提前做好心理准备，安排好"上有老，下有小"的家庭生活，也要处理好家庭和工作之间的关系，对自己的职业生涯有一个重新的规划和评估，经济上也要做好一定的储备。

**3** 注意运动健身：大龄妈妈的精力可能没有年轻时那么旺盛。如果在怀孕之前和怀孕时多运动，保持足够的精力，那么健康生二胎就不会有问题。

**4** 积极预防妊娠并发症：大龄孕妈妈容易发生妊娠并发症，因此对于糖、盐、脂肪的摄入，都必须要适当、适量，坚持合理分配饮食，尽量把宝宝的体重控制在3000~3500克的范围里。大龄妈妈孕期也需要更为细致的保健，积极避免妊娠并发症的发生。

## 大龄生二胎，别忽视羊水穿刺检查

羊水穿刺能确诊胎儿是否有染色体异常、神经管缺陷以及可在羊水中反映出来的某些功能性遗传代谢疾病。一般在第15~16周进行产检时，医生会建议一些孕妈妈做此项检查。

当然，并不是所有孕妈妈都需要进行这项检查，35岁以上高龄产妇、孕妇曾经生过缺陷婴儿、家族有出生缺陷史、孕妇本人有出生缺陷、丈夫有出生缺陷的，可考虑做相应检查。

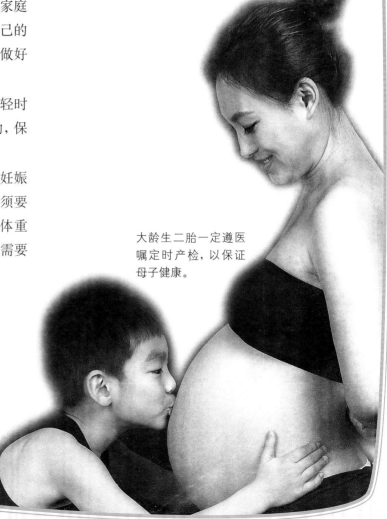

大龄生二胎一定遵医嘱定时产检，以保证母子健康。

## 关于妇科病，早查早治是上策

随着单独二胎政策的实行，许多家庭迎来了他们的二胎宝宝。在欣喜之余，孕妈妈也别忘了多关注自己的身体健康，孕期很容易得妇科病，要早查早治疗。

孕妈妈在怀孕期间，阴道内分泌物增多，很容易感染上妇科炎症，如阴道炎等。这些炎症可能会对胎宝宝有影响，因此，孕妈妈应及早发现并在医生的指导下治疗。

此外，孕妈妈在日常生活中，应注意以下几方面：

1 宜单独清洗内裤。孕妈妈的内裤一定要单独清洗，清洁用的洗衣皂也要单独分开。

2 不宜过度清洁。孕妈妈平时用清水清洁外阴即可，不宜频繁使用妇科清洁护理产品。

如果炎症症状明显，如瘙痒、白带有异味等，别扛着，为了胎宝宝健康，可去医院就诊，在医生指导下使用外用药物控制或治疗炎症。

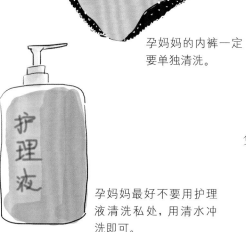

孕妈妈的内裤一定要单独清洗。

孕妈妈最好不要用护理液清洗私处，用清水冲洗即可。

## Rh 阴性血能否要二胎

Rh 阴性血的女性，一般可生育第一胎，这是由于初次怀孕时，孕妈妈体内产生的抗体较少，还不足以引起胎儿发病。如果头胎宝宝是 Rh 阳性，生二胎的风险较高，不建议生老二；如果头胎宝宝是 Rh 阴性，生二胎是没有问题的。

计划要二胎的女性，建议检查血型抗体效价，如果效价非常高说明发生溶血的可能性大，不宜怀孕；如果血型抗体效价不高，则是可以怀孕的。

如果孕妈妈已经怀了第二胎，胎宝宝是 Rh 阴性，也不会有危险；如果是 Rh 阳性，发生胎儿红细胞溶血的概率较高，孕妈妈应及时就医，听取医生的建议，做相应的诊断。

Rh 阴性血妈妈想要二胎，还要看准爸爸血型。如果准爸爸也是 Rh 阴性血，最好不要怀二胎，因为双方都是熊猫血，二胎生育发生溶血症的概率会大大增加。如果准爸爸不是 Rh 阴性血，妈妈还可以再争取下，孕期准备时调理身体，并在孕 26 周产检时检查胎宝宝血型，可通过注射抗体免疫球蛋白方法，避免溶血症。

151

## 第一胎剖宫产，第二胎能顺产吗

一般说来，第一胎剖宫产，第二胎是有顺产机会的。如果孕妈妈孕育二胎没有上次剖宫产的指征，那么第二胎就可以根据医生的建议做顺产准备。如果在怀第二胎时出现以下几种情况之一，则需要选择剖宫产：

**1** 第一次剖宫产的指征依然存在，如骨盆狭窄、头盆不称、胎位不正、软产道畸形或狭窄，以及有内外科合并症，如心脏病等。

**2** 第二次怀孕时有严重的产科并发症，如重度先兆子痫、前置胎盘、胎盘早剥等，不适于阴道分娩。

**3** 第二次怀孕时胎宝宝存在问题，如胎宝宝宫内缺氧、多胎妊娠、宫内感染、胎宝宝过大等。

**4** 第一次剖宫产的子宫切口愈合不良，如子宫切口厚薄不匀，切口疤痕处过薄，有子宫切口硬裂或破裂，或者第一次手术切口为子宫纵切口、⊥形切口或子宫切口有严重裂伤，进行过修补手术等情况。

**5** 第二次怀孕在阴道分娩生产过程中如果产程进展不顺利，或有子宫切口可疑（或已经）破裂的情况，需紧急进行剖宫产手术。

## 剖宫产后再怀孕，忌腹部受挤压

剖宫产后再怀孕的孕妈妈有出现子宫破裂等情况的风险，因此要注意控制胎宝宝体重，不能过大，以预防疤痕处裂开，日常生活要注意避免腹部受到挤压。

因为剖宫产后子宫壁的刀口处是结缔组织，缺乏弹力，而胎宝宝的发育使子宫不断增大，子宫壁变薄，所以，必须注意预防疤痕处裂开，腹部不能受到挤压。

孕晚期在日常生活中，乘车、走路等要避开人群的拥挤，家务劳动要适当，睡眠应侧卧，性生活应有节制，避免腹部受到撞压。

此外，第一胎剖宫产女性再次怀孕后，一定要遵医嘱，多做几次产检，最好多关注子宫疤痕状态和其中胎宝宝的状况。一旦出现腹痛、出血症状，最好联系医生或者到医院进行检查，寻找原因。

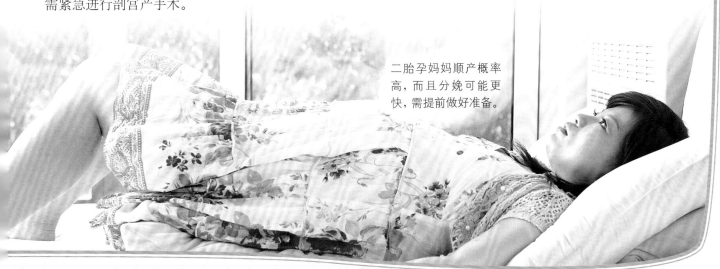

二胎孕妈妈顺产概率高，而且分娩可能更快，需提前做好准备。

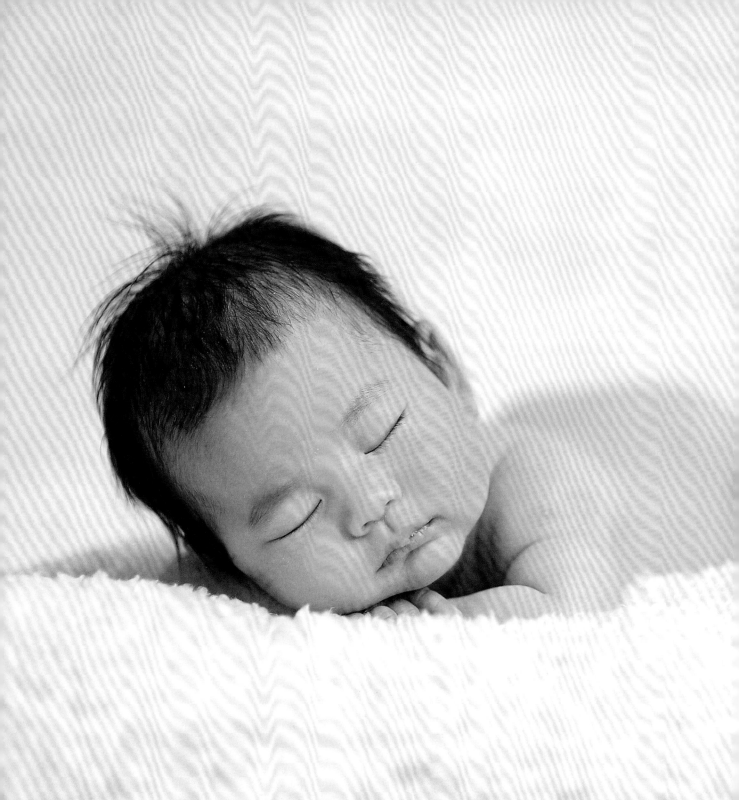

# 第二篇

## 分娩：坚强的妈妈，伟大的母爱

生孩子到底有多痛，怎样才能缓解疼痛？

产前吃点啥最有用？

生过一胎，知道那种痛，所以更害怕？

……

十月怀胎，一朝分娩，经历了 10 个月的孕育时光，宝宝即将降临人世。一想到马上就要跟宝宝见面了，孕妈妈肯定特别高兴，但高兴之余，却也有一丝丝的紧张、不安。这份不安，有对即将到来的分娩的担忧，也有对未知的害怕。不过，孕妈妈不要太担心，想想马上就要见到的小天使，坚信自己，也相信宝宝，你们母子一定能够挺过这一关。

## 产前准备，怎么充分都不过分

　　从孕 6 个多月开始，到临近预产期，各种孕期的不适渐渐袭来，在忍受着各种不适的同时，我也在同时做着产前的各种准备，购买妈妈和宝宝用品、衣物，准备待产包以及去医院所需要的各种证件。最后 1 个月的时候，待产包物品清点、去医院的事宜可全部交由老公来处理。

　　我的经验也证明，产前这些充足的准备是正确的。后来，我在临产时，全家人没有跟着手忙脚乱、无所适从。由于准备妥当，我的心理压力和紧张感也得以缓解。

——新妈妈　安迪

# 洗澡、睡觉、溜达，一个都不能少

分娩是一项体力活，因此，分娩前孕妈妈应做好身体准备，洗澡、睡觉、溜达都是必需的。这将为分娩提供必要的身体支持。

## 适当运动很重要

临近预产期的孕妈妈应尽量不要外出，但也不要整天卧床休息，舒缓的、力所能及的运动还是有好处的。

散步是比较适合此时的运动。孕妈妈可在准爸爸的陪同下，在公园或小区附近的小径散散步。但要注意避免被莽撞的行人碰撞；遇到宠物绕道走，避免受到惊吓。适当爬台阶也不错。此时的运动应以孕妈妈感觉舒适为宜，感觉累了，随时休息，不可逞强。

## 分娩前保证充足的休息

分娩是一个漫长的过程，需要消耗大量的体力。因此，孕妈妈分娩前一个月，应保证足够的睡眠，这样才会有足够的体力应对分娩，才会保证整个分娩过程的顺利进行。

## 洗个澡再去医院也来得及

由于孕妈妈产后不能马上洗澡，因此住院之前应洗一次澡，以保持身体清洁。若到公共浴室洗澡，必须有人陪伴，以防止湿热的蒸汽引起孕妈妈的昏厥。注意个人卫生，最好能坚持每天洗澡，清洁身体，修剪指甲，但要注意安全，不宜长时间进行热水浴。

> ▶ 为了保证有充足的睡眠，孕妈妈需掌握一些技巧
>
> 1. 尽量在晚饭前喝足水，以减少起夜的次数。
> 2. 睡前吃些小点心，避免夜间肚子饿，影响睡眠。
> 3. 用足够的枕垫来保证睡眠的舒适。
> 4. 午饭后尽量少吃含咖啡因的食物。
> 5. 睡前心情良好，养成良好的睡眠习惯。

此时孕妈妈只要感觉疲累，就躺下休息一下吧。

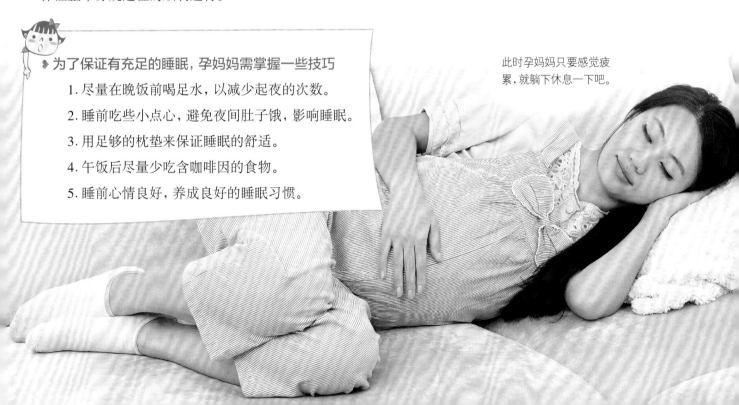

# 产前吃点啥最有用

临近预产期的一段时间，孕妈妈宜选择食用热量高、有营养的食物，有助产作用的食物也可以吃一些，同时，要注意补充水分。

## 助产食物大盘点

产前的饮食除了要给孕妈妈补充营养外，还有一个很重要的作用，那就是助产。那么有哪些食物可以兼顾营养和助产双重作用呢？

### ▶鸡蛋

在临近预产期的一段日子里，适量补充一些鸡蛋，作为孕妈妈身体的能量储备是非常有益的。但是过量食用鸡蛋很可能引起腹胀等不适，如果孕妈妈宫缩强烈，还可能导致恶心，因此建议在待产和分娩时喝一些清淡的蛋花汤比较好。

### ▶巧克力

巧克力几乎是每一个待产孕妈妈必备的食品。因为在待产过程中，孕妈妈能摄入的食物非常有限，作为能量补充，巧克力无疑是很好的选择。另外，巧克力还能增加愉悦感、缓解紧张感，是必备的助产食物。

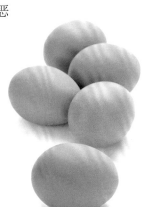

鸡蛋不宜多吃，每天一两个即可。

提前买好的巧克力应在 22℃ 下保存。

### ▶牛奶

孕妈妈在临产期会出很多汗，损失大量水分和矿物质，不少人觉得此时喝点运动型饮料很有益，其实，孕妈妈最好的饮品是牛奶。比起运动型饮料，牛奶含有更多的乳糖、蛋白质、脂肪，能量供给更充足。

不过，如果孕妈妈有牛奶蛋白过敏或乳糖不耐受的问题，一定不能在分娩过程中喝牛奶。如果平时没有喝牛奶的习惯，也最好不要在这个关键时刻尝试。

## 顺产前吃饱喝足很重要

分娩是一项体力活儿，准备自然分娩的孕妈妈一定要让自己吃饱吃好，为分娩准备足够的能量。孕妈妈可准备一些易消化吸收、少渣、可口味鲜的食物，如鸡蛋面汤、排骨面汤、牛奶、巧克力等，同时注意补充水分。如果吃不好、睡不好，将可能引起宫缩乏力、不利于分娩。

平时不喝牛奶的孕妈妈此时不要尝试喝牛奶。

# 生孩子没那么快，请多点耐心

分娩全程分为三个产程，第一产程为宫颈扩张期，初产妇需11~12小时，经产妇需6~8小时；第二产程为胎儿娩出期，初产妇需1~2小时，经产妇约需几分钟至1小时；第三产程为胎盘娩出期，约需5~15分钟，一般不超过半小时。所以，分娩是1个过程，没有那么快，请不要太过着急。

## 产程过慢，怎么办

产程过慢，整个产程超过24小时，称为滞产。这种情况的出现可能与宫缩无力、胎位不正、胎儿过大、骨盆狭窄、空腹分娩、孕期营养不良或者孕妈妈极度紧张有关。所以，对于这种分娩，一定要有耐心，要学会放松的技巧，并且必须有医生或护士随时用胎心监测仪来监护胎儿的情况，必要时还需使用催产素来加强宫缩的强度。

➤ 如果遇到滞产，你需要做的是：

1. 别紧张，尽量放松。

2. 别总躺在床上，可以下地四处走走。

3. 刺激自己的乳头，有助于加强宫缩。

## 别被电视剧吓到，分娩不等于难产

电视剧里的分娩画面，总给人痛苦的印象，分娩总是与难产挂钩，使孕妈妈总有对分娩的不安和恐惧，有时候甚至会造成心理性的分娩困难。其实，分娩没有想象得那么难。

安全分娩，孕妈妈首先是要调整好心情，不要太紧张和担心，可以告诉自己，医生或助产士就在身边，这对顺利分娩大有益处。其次，安全分娩还与产妇的产道、产力、胎儿等因素有关。如果产检是符合顺产条件的，产道和胎儿的因素是没有问题的，孕妈妈大可放心生产。而产力则与孕妈妈的心理挂钩，是需要孕妈妈配合的。紧张、害怕、担心都可能增加分娩的困难。因此，孕妈妈应配合医生，使分娩顺利进行。

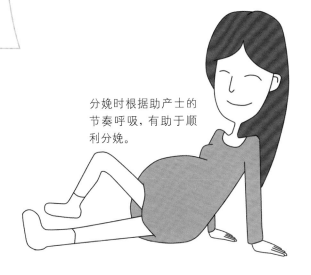

分娩时根据助产士的节奏呼吸，有助于顺利分娩。

## 顺还是剖？适合的才是最好的

36周多的时候，医生让我自己选择分娩的方式。医生说，宝宝情况很好，可以选择顺产。我纠结了好久，也看了很多论坛的帖子，一直拿不定主意，到底是顺还是剖。老公的建议是剖，他说同事的老婆是顺的，疼得要死。妈妈建议是顺产，这样好恢复，大人少吃亏。

后来，在医生的建议下，我选择了顺产。所幸一切都很顺利，经历了大概一天时间，我生下来宝宝,6斤3两。

现在我想告诉临近预产期的孕妈妈，其实，顺还是剖，得看你和宝宝各方面的条件，如果适合顺产，那你就要加油了，坚持下去就是胜利；如果需要剖宫产，也没关系，宝宝健康是第一位的。

——新妈妈 麦吉妈妈

# 选择顺产，给宝宝最原始的爱

顺产被认为是最理想、最安全的分娩方式。现在，大多数孕妈妈都会选择自然分娩，这也是医生最为推崇的方式。符合顺产条件的孕妈妈最好选择顺产，这对宝宝以后的发育非常重要。

## 顺产，为宝宝更为自己

符合顺产条件的孕妈妈最好选择自己生，这对妈妈和宝宝都有益处。

对顺产新妈妈来说，恢复快，生完当天就可以下床走动了，一般 3~5 天就可以出院，而且生产完就可以母乳喂养。对宝宝来说，经过产道的挤压，肺功能得到很好的锻炼，皮肤神经末梢经刺激得到按摩，其神经系统、感觉系统发育较好，整个身体协调功能的发展也会比较好。

## 见红后多久去医院合适

见红是由于临近分娩，子宫收缩，胎头入盆，胎膜和子宫壁逐渐分离、摩擦引起的。通常见红就意味着开始进入分娩的"旅程"，但这并不是判断是否分娩的唯一指标。

大多数孕妈妈见红都是在阵痛前 24 小时出现的，也有孕妈妈在分娩前几天，甚至 1 周前就有反复见红的情况。

如果见红没有伴随宫缩和阵痛，孕妈妈不用着急，可以留在家里观察。如果流出的是鲜红的血，且超过了生理期的出血量，孕妈妈要马上就医。

如果见红还伴随规律的宫缩，孕妈妈宜立即入院。

## 忽略分娩时的异样感受

很多孕妈妈对分娩的担心，不仅来自于对分娩疼痛、过程的担心，还有很大部分是来自于分娩时"害羞"的心理。对大多数孕妈妈来说，躺在产床上，分开两腿就会不自觉地尴尬或害羞。其实，在产房没有什么可尴尬的，专业的医生注重的是医学技术，而且已经看习惯了。孕妈妈应将注意力放在宝宝的顺利出生上，不要过度注意此时的姿势、仪态等。

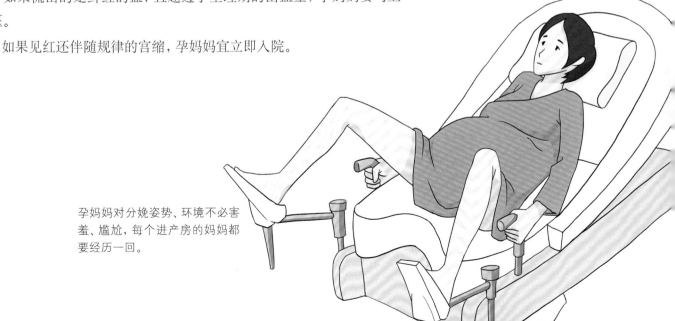

孕妈妈对分娩姿势、环境不必害羞、尴尬，每个进产房的妈妈都要经历一回。

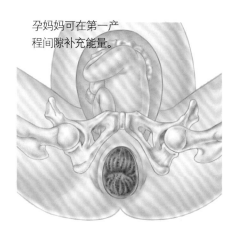

孕妈妈可在第一产程间隙补充能量。

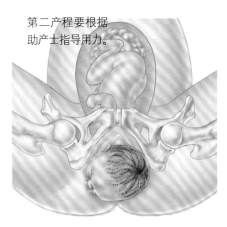

第二产程要根据助产士指导用力。

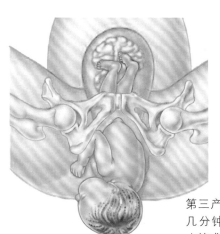

第三产程一般只需十几分钟，孕妈妈忍过去就成功啦。

## 产程间隙，学会巧补能量

分娩需要耗费孕妈妈大量体力，因此在产程间隙要及时补充能量，以保证孕妈妈有足够的力量分娩。

在第一产程，孕妈妈宜尽量吃点能短时间内被人体吸收并产生大量热量的食物，如巧克力、糖开水、面包、蛋糕、稀饭、面条等。

进入第二产程后，一般不提倡进食，但如果孕妈妈真的没力气了，可在阵痛的间隙少量进食，但在医生或助产士操作时不宜进食。

## 破水后要马上去医院

破水是羊膜破裂羊水流出的现象，一般是胎宝宝进入产道时才会出现的现象。如果孕妈妈出现破水现象，要马上去医院。因为破水意味着分娩已经开始。孕妈妈出现破水后，应立即平躺，防止羊水流出，可以垫干净的护垫。平躺后及时通知家人，并叫救护车。在这个过程中孕妈妈保持平卧，减少羊水流出。如果不想出现坐救护车到医院分娩的情况，可以在见红和规律宫缩出现后就去医院。

如果阴道排出棕色或绿色柏油样物质，这是胎便，要告诉医生，这意味着胎宝宝可能出现受压的危险。

## 会阴侧切，没你想象得那么恐怖

会阴侧切是为了扩大阴道的出口，以保证分娩在 12 小时内完成的一种处理手段。一般有正中切口和侧切口两种切口方式。一般会在会阴侧切之前进行局部麻醉，所以在切开或缝合时不会感觉到疼痛。会阴侧切后，术后恢复也快，不会对产妇的生活造成影响，所以孕妈妈大可不必担心。

# 准爸爸要记住，你的一句话顶医生十句话

准爸爸是孕妈妈最亲密的人，在孕妈妈经历分娩疼痛的时候，如果准爸爸在身旁，孕妈妈会安心很多。准爸爸一句鼓励、安慰的话，可以抵得上医生说 10 句。

## 陪产准爸爸牢记 6 件事

✔ 引导妻子正确呼吸。准爸爸要提醒她大口吸气后憋气，往下用力，吐气后再憋气，用力，直到宫缩结束。而当胎头娩出 2/3 或孕妈妈有强烈的便意感时，要嘴巴张开，全身放松，像喘息般急促呼吸。准爸爸可以给妻子数着哈气数"1、2、3、4、5"。

✔ 找准自己的位置，并随时鼓励妻子。准爸爸站在或坐在妻子上半身附近比较好。

✔ 按摩妻子的手。按摩孕妈妈的手，哪怕只是单侧的按摩，也能对孕妈妈的情绪起到很好的安抚作用。

✔ 补充水分和能量。在分娩过程中，准爸爸可让妻子吃点巧克力以补充能量，也可用棉花棒蘸上水，擦拭妻子双唇，以补充水分。

✔ 辅导妻子用力。准爸爸要适时提醒妻子收缩下巴，将嘴巴紧闭，依靠腰背部下坠和脚跟踩踏的力量将胎儿娩出。准爸爸可轻拍孕妈妈的手臂和肩膀，让她尽量在阵痛间隙放松，然后伴随下次宫缩，手握产床旁边的把杆，将力量用到下半身。

✔ 准爸爸要清楚自己的能力，做自己该做的事。不要插手医护人员的处理方式，放心让医护人员去做他们的工作。

## 帮妻子缓解阵痛

分娩在即，每个孕妈妈都会经历阵痛，这种疼痛还会越来越强。这时候，准爸爸可以这样帮妻子缓解阵痛：

✔ 鼓励与赞美。鼓励孕妈妈，表现出对她能顺产的信心。

✔ 全身按摩。不时帮孕妈妈按摩，达到缓解疼痛的效果。

✔ 制造轻松气氛。

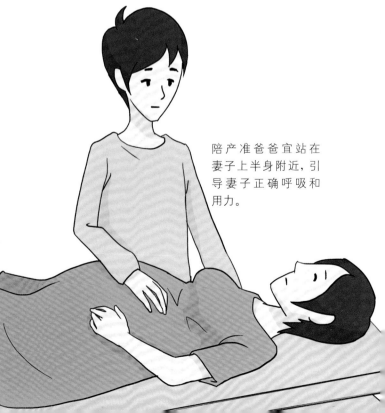

陪产准爸爸宜站在妻子上半身附近，引导妻子正确呼吸和用力。

# 缓解阵痛有妙招

　　临近预产期，孕妈妈越来越担心阵痛，其实这意味着终于要和宝宝见面了。抱着这样的信念，孕妈妈一定能扛过去。不过，如果能掌握几招缓解阵痛的小方法，帮助孕妈妈减轻疼痛，则能让分娩更加顺利。

## 生孩子到底是哪里痛

　　在第一产程中，疼痛主要来自子宫收缩和宫颈扩张。疼痛冲动系通过内脏传入纤维与交感神经，使人感觉到疼痛。其性质属于"内脏痛"。疼痛的部位主要在下腹部、腰部，有时髋、骶部也会出现牵拉感。当宫颈扩张到七八厘米时，疼痛最为剧烈。

　　在第二产程中，疼痛来自阴道和会阴部肌肉、筋膜、皮肤、皮下组织的伸展、扩张和牵拉的冲动，疼痛性质尖锐，定位明确，属于典型的"躯体痛"。产妇会出现强烈的、不自主的"排便感"。

## 大喊大叫只能让你感觉更痛

　　孕妈妈在分娩时最好不要大声喊叫，因为大声喊叫对分娩毫无益处，还会因为喊叫而消耗体力，不利于子宫口扩张和胎宝宝下降，反而会感觉到更加疼痛。

　　孕妈妈要对分娩有正确的认识，消除精神紧张，抓紧宫缩间歇休息，使身体有足够的能力和体力。如果阵痛确实难以忍受，可通过深呼吸、按摩等方式缓解疼痛，或者通过告诉自己疼痛是为了让宝宝更加健康，来提高自身对疼痛的耐受力。

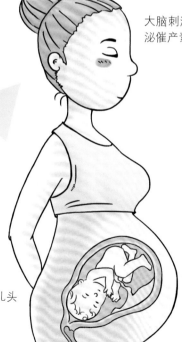

大脑刺激身体分泌催产素。

挤压宫颈产生的神经冲动传导至大脑。

催产素刺激子宫收缩，进一步将胎儿向宫颈推送。

宫颈受到胎儿头部的挤压。

分娩的疼痛多是缓慢地来去，虽然很痛，但大多在女性可承受的范围内。

## 孕妈妈最推崇的缓解阵痛小运动

　　从阵痛开始到正式分娩，还需经历好几个小时，孕妈妈不要一味地坐等一波又一波阵痛的来临，而是要让身体动起来，以分散注意力，缓解阵痛。

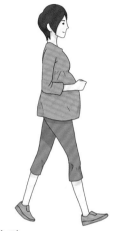

**❧ 来回走动**

　　在阵痛刚开始还不是很剧烈的时候，孕妈妈可以下床走动，一边走一边匀速呼吸。

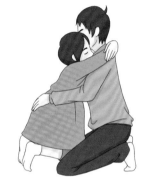

**❧ 和准爸爸拥抱**

　　双膝跪地，坐在自己脚上，双手抱住准爸爸，可放松心情。

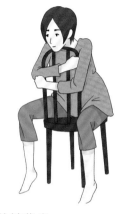

**❧ 抱住椅背坐**

　　像骑马一样坐在有靠背的椅子上，双腿分开，双手抱住椅背。

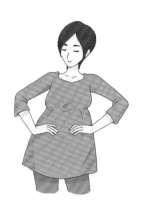

**❧ 扭腰**

　　两脚分开，与肩同宽，深呼吸，闭上眼睛，同时前后左右大幅度地慢慢扭腰。

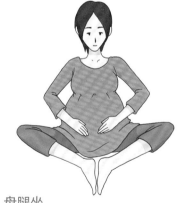

**❧ 盘腿坐**

　　盘腿坐，两脚相对，双手放在肚子或膝盖上，这不仅可以缓解阵痛，还有助于孕妈妈打开骨关节，顺利分娩。

## 拉梅兹呼吸法，必须要学会

拉梅兹呼吸法是一种效果良好的分娩心理缓解法，它可以分散孕妈妈的注意力，令分娩的疼痛感减轻，从而使分娩更加轻松顺利。

下面，孕妈妈来了解一下拉梅兹呼吸法的具体步骤和做法吧。

### ▶ 第一步——胸部呼吸

在宫颈口刚刚打开时，孕妈妈会体会到阵痛的初次来袭。这时候，不要慌，放松你的身体，用鼻子深深地吸一口气，尽量挺起胸部，好像把这口气暂时储存在胸部一样，然后用嘴吐出这口气。

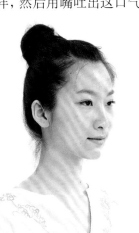

呼吸法其实没那么难，就是用鼻子用力地吸气，然后像吹蜡烛一样往外呼气就可以了。

### ▶ 第二步——"嘻嘻"式浅呼吸

当宫颈口开到 3~7 厘米时，阵痛几乎 3~4 分钟 1 次。这时候，努力放松身体，集中注意力，用嘴吸一小口气，暂时储存在喉咙，然后轻轻用嘴呼出，就像欢快地笑着，发出"嘻嘻"的声音似的。

### ▶ 第三步——喘息呼吸

当宫颈口几乎完全打开时，阵痛每隔 1 分钟左右 1 次。这时，孕妈妈先深呼气，然后深吸气，接着迅速连做 4~6 次浅呼气。

### ▶ 第四步——哈气

这时候，强烈的疼痛感几乎让孕妈妈难以忍受，但不要喊叫，因为这不但会消耗你的体力，而且对分娩毫无益处。先深吸气，然后快速有力地连吐 4 口气，接着使劲吐出所有的气。

### ▶ 第五步——推气

这时候，胎宝宝正在努力向宫颈口移动，孕妈妈要用力把肺部的气向腹部下压，呼气要迅速，接着继续吸满满一口气，像大便时一样，努力将气向腹部下压，直到分娩结束。

完美准爸爸训练营：和孕妈妈一起练习拉梅兹呼吸法吧，这样不仅会让孕妈妈更有安全感，而且有益于生产时准爸爸对孕妈妈进行提醒和抚慰。

# 怕疼，那就试试无痛分娩吧

很多孕妈妈无法忍受分娩带来的疼痛，可以采取无痛分娩的方式进行分娩。无痛分娩在很大程度上可减轻分娩疼痛，使孕妈妈轻松地度过分娩过程。

## 不是所有的产妇都适用无痛分娩

无痛分娩让孕妈妈不再经历分娩疼痛的折磨，也能减少分娩时的恐惧和产后的疲倦，但并不是所有的孕妈妈都适合采取无痛分娩方式。

如果孕妈妈有阴道分娩禁忌证，如有前置胎盘、胎盘早剥、胎宝宝宫内窘迫者，不适合选择无痛分娩。

如果孕妈妈有麻醉禁忌证，如对麻醉药或镇痛药过敏，或者耐受力极强，也不适合进行无痛分娩。

如果孕妈妈有凝血功能异常状况，决不能采用无痛分娩。

若孕妈妈有药物过敏、妊娠并发心脏病、腰部有外伤史等情况，应向医生咨询后，由医生来决定是否可以进行无痛分娩。

## 无痛分娩真的不痛吗

无痛分娩在医学上称为"分娩镇痛"，并不是完全的无痛。由于个人体质的不同，孕妈妈对麻醉药物的敏感度不同，造成无痛分娩时疼痛感受存在差异。无痛分娩的最佳状态应该是在孕妈妈无痛的情况下，保留轻微的子宫收缩感。目前大多数人都能达到最佳状态，但也有极少部分的孕妈妈对无痛分娩不太"敏感"，会出现无痛分娩失败的情况。

## 无痛分娩也要用力

无痛分娩时麻醉药物麻痹了产妇的疼痛感觉神经，但运动神经和其他神经并没有被麻痹，而且仅凭胎宝宝1个人的力量很难完成分娩。所以孕妈妈在感觉到轻微宫缩基础上，根据医生的指令和宫缩情况用力。如果没有用力的感觉，可以听从医生的指导向下使劲。

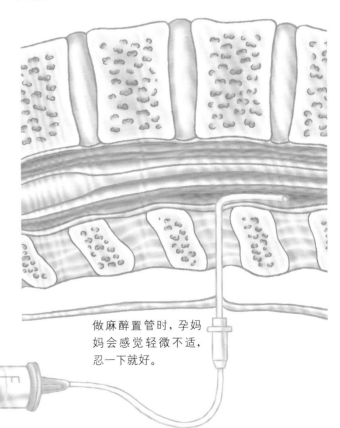

做麻醉置管时，孕妈妈会感觉轻微不适，忍一下就好。

# 对有些产妇来说，剖宫产是个好选择

剖宫产是主要分娩方式之一，有的孕妈妈由于特定的适应证，剖宫产是最好的选择。这对降低生产过程中的风险是十分有益的。

## 注意！剖宫产不能滥用

相对于自然分娩，剖宫产可以让孕妈妈不必经历分娩阵痛，也不会出现产道裂伤，没有难产的忧虑，所以许多孕妈妈因为怕疼而选择剖宫产。但剖宫产可能会增加大出血或麻醉的危险，术后恢复也较顺产慢，加之容易伤害子宫、形成瘢痕妊娠、影响二次分娩等，建议符合条件的孕妈妈最好选择顺产。

## 顺转剖，千万别紧张

孕妈妈在分娩过程中，可能出现各种情况，由顺产转为剖宫产。准爸爸、孕妈妈如遇到这种情况，千万不要紧张，仍要对顺产抱有信心，及时与医生沟通。如果是必须剖宫产的情况，应配合医生，做出决定，只要宝宝健康就好。

## 剖宫产前最好洗个澡

剖宫产前孕妈妈要做好个人清洁。因为剖宫产是在孕妈妈肚腹上开刀的创伤性手术，产前清洁可减少细菌感染概率；另外，剖宫产后，由于伤口恢复等问题，不宜让伤口沾水，可能有一段时间不能洗澡，只能实施擦浴。

剖宫产手术后会产生不同程度的肠胀气，产妇用鼻腔呼吸可缓解此情况。

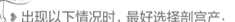
出现以下情况时，最好选择剖宫产：

1. 分娩进行得非常缓慢，或者因为孕妈妈本身的条件不适合顺产。

2. 开始分娩后胎位转向不正，胎头不下。

3. 出现胎儿窘迫或异常出血。

4. 出现脐带压迫或脐带脱垂。

5. 使用产钳或吸罐辅助分娩失败。

6. 产妇妊娠期高血压或糖尿病出现并发症。

7. 高龄产妇有心血管疾病。

8. 羊水二度混浊以上要赶快行剖宫产手术，以免胎儿发生缺氧和窒息。

# 生老二，心理是个难过的"坎儿"

有了头胎的生产经历，对于二胎孕妈妈来说，临近分娩，担心和不安也接踵而至。二胎会不会也像头胎那样疼，头胎剖宫产，二胎还要"挨一刀"吗？面临分娩，二胎妈妈心里有了更多的忧虑。

## 二胎的临产征兆与头胎有差别吗

二胎孕妈妈的临产征兆及产程与头胎都有所区别。头胎孕妈妈因为第一次分娩，产程一般较长，而二胎孕妈妈由于已经生过一次宝宝，产道反应较快，产程一般较短，少数孕妈妈甚至会"急产"，半小时内就可以生下孩子。因此，二胎孕妈妈一有阵痛或者见红的征兆，应立即入院，需比对待头胎宝宝更谨慎。

## 谁说生老二就一定快

二胎妈妈第二次生产，一般要比第一次容易，因为第一次生产时，产道已经扩张开了，所以要顺利些。因此，生二胎的时候，第一、第二产程速度通常都会比头胎快。

但也不是绝对的，如果孕妈妈生产时出现病理情况，或是高龄孕妇，生二胎的速度就不一定快了。特别头胎如果是剖宫产，二胎顺产的就相当于第一次顺产，产程就没有那么快。

## 二胎顺产会像头胎那么痛吗

很多生过二胎的妈妈都反映，二胎分娩痛的时间没有头胎那么长，痛感也会轻一些。

这是因为二胎妈妈在第一次生产时，产道已经扩张，产程缩短。第二次分娩虽然仍会痛，但痛感会比第一胎轻很多，而且疼痛的时间也会缩短。

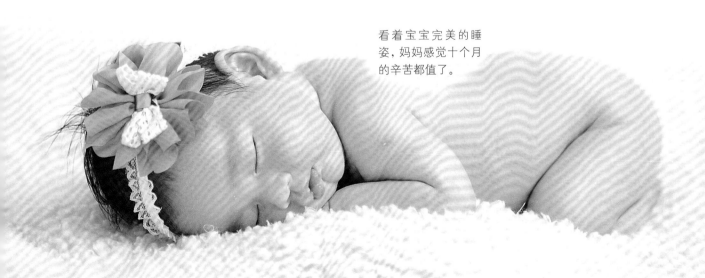

看着宝宝完美的睡姿，妈妈感觉十个月的辛苦都值了。

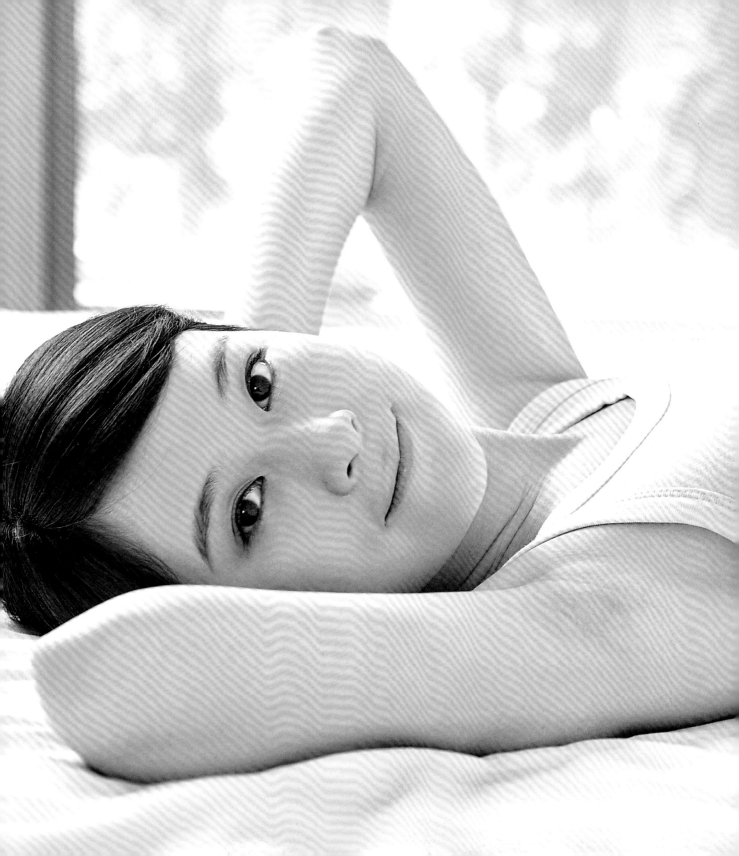

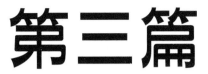

# 第三篇

## 坐月子：你的恢复最重要

生完孩子后，总会无缘无故发脾气，怎么回事？

剖宫产后多久能喂母乳？

月子里，怎么吃能不增重，又能保证营养？

......

经历了人生中最难忘的分娩，家中终于迎来了新的成员——宝宝，这个需要用心去呵护和照顾的小天使。宝宝降临后，家人可能会更多地关注小宝宝，而忽略了新妈妈。坐月子，是新妈妈恢复体力，改善体质的好时机，做好产后护理，吃好养好，对新妈妈来说至关重要。在这一篇中，我们将从护理和月子饮食两方面来细谈，告诉新妈妈怎样坐好月子，养出好身体。

# 产后护理，做回漂亮妈妈

　　我常常对一些产妇说："坐月子，是女人重生的第二次机会。"通过坐月子，新妈妈的体质可以得到改善。因此，新妈妈的产后护理非常重要。新妈妈应科学合理地坐月子，千万不可因年轻而忽略一些禁忌，如碰冷水、不注意保暖等。家人也应多注意一些护理细节，无论是从新妈妈的身体，还是心理上，都要给予更多的理解、支持和照顾，从而让新妈妈尽快恢复，做回漂亮妈妈。

——金牌月嫂　杨淑敏

# 顺产妈妈这样做

　　虽然顺产较之剖宫产对新妈妈身体伤害比较小，但是新妈妈在顺利分娩后也不可大意。如果新妈妈在日常护理中不加以注意，对身体恢复是十分不利的。

## 顺产妈妈的身体变化

　　经历了人生最难忘的分娩，新妈妈的身体也悄然发生着变化，及时了解和关注产后妈妈的身体，可以更好地让新妈妈顺利度过产褥期，预防月子病。

### ▶ 乳房的变化

　　生产后，随着雌激素和孕激素骤降，泌乳素增加，新妈妈的乳房开始充盈、变硬，触之有硬结，随之有乳汁分泌。

### ▶ 子宫的变化

　　在分娩刚刚结束时，因子宫颈充血、水肿，会变得非常柔软，子宫颈壁也很薄，一周之后才会恢复到原来的形状。

### ▶ 皮肤和腹部的变化

　　由于产后雌激素和孕激素水平下降，新妈妈的面部易出现黄褐斑。下腹正中线的色素沉着会逐渐消失，但是，腹部、臀部出现的紫红色妊娠纹可能会变成永久性的银白色旧妊娠纹。

　　此外，腹部皮肤由于受妊娠期子宫膨胀的影响，弹力纤维断裂，腹肌呈不同程度分离，变得松弛起来。

### ▶ 外阴和阴道的变化

　　顺产妈妈的外阴，因分娩压迫、撕裂而产生水肿、疼痛，这些症状在产后数日即会消失。

　　分娩造成阴道腔扩大，阴道壁松弛且肌张力低下，产后新妈妈的阴道腔逐渐缩小，阴道壁肌张力逐渐恢复。

### ▶ 内分泌系统的变化

　　分娩后，新妈妈的内分泌系统会有相应的变化。一般来说，未哺乳的新妈妈平均产后 10 周左右可恢复排卵，哺乳新妈妈可在 4~6 个月恢复排卵。

### ▶ 泌尿系统的变化

　　在孕期，由于体内滞留了大量水分，所以产褥初期新妈妈尿量明显增多。

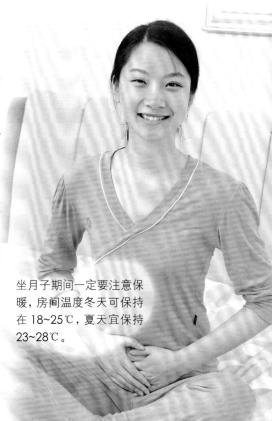

坐月子期间一定要注意保暖，房间温度冬天可保持在 18~25℃，夏天宜保持23~28℃。

## 顺产后的母乳喂养

产后 1 小时，是给宝宝哺乳的黄金时间。顺产后的新妈妈可在护士的协助下，尝试给宝宝喂奶。新妈妈的第一次哺乳要坚持早接触、早吸吮的原则。

自然分娩的新妈妈可坐在床上，用枕头垫在腿上。如果坐在椅子上，可以踩一只脚凳。让宝宝的身体对着新妈妈的身体，头枕在新妈妈的前臂或肘窝里；新妈妈的胳膊托住他的背，手托住他的屁股和腿，让他的脸正好对着新妈妈的乳房。

新妈妈在哺乳前一定要先洗手，并将乳房和乳头用温开水擦洗干净。初次授乳，即使不出乳汁，只让宝宝含含乳头也可以帮助新妈妈产生泌乳素。有的新妈妈授乳后有恶露增多的现象，这是刺激乳头引起子宫收缩的结果，不必过分担心。

## 顺产妈妈第一次下床有讲究

分娩时新妈妈因消耗了大量体力感到非常疲劳，需要好好休息，但长期卧床不活动也有很多坏处。一般来说，顺产的新妈妈，在产后 6~8 小时就可以第一次下床活动，每次 5~10 分钟。如果会阴撕裂、侧切，也应坚持产后 6~8 小时第一次下床活动或排尿，但是要注意行走速度要慢、要轻柔，避免动作太激烈将缝合的伤口拉开。

第一次下床活动时必须有家人陪同，以防体虚摔倒，并注意不要站立太久。恢复不好或体质较差的新妈妈，可稍稍推迟下床活动的时间，不必刻意勉强自己。

## 顺产妈妈第一次排尿

排尿是新妈妈最容易忽视的 1 个问题，顺产的新妈妈分娩后 4 小时即可排尿，医生会鼓励新妈妈尽早排尿。少数新妈妈排尿困难，发生尿潴留，其原因可能与膀胱长期受压及会阴部疼痛反射有关，应鼓励新妈妈尽量起床解小便。

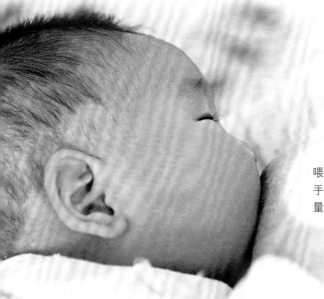

喂奶时，妈妈可以轻轻用手夹住乳房，控制乳汁流量，以免呛到宝宝。

## 顺产妈妈第一次排便

新妈妈除应及时排小便外，还要在产后及时排大便。由于自然分娩过程中盆底肌肉被牵拉和扩张，以及第二产程中腹肌疲劳，在短期内不能恢复其弹性，加之产程中过度屏气、水和电解质紊乱等，易导致肠蠕动减慢，产后排便功能减弱。顺产新妈妈通常于产后两日内恢复排便功能。

如果新妈妈产后两日内还没有排便，应该多喝水，吃杂粮粥饭、面条及富含膳食纤维的食物，也可多吃些通便的蔬菜和水果，如香蕉、油桃、苹果、芹菜、南瓜等。

新妈妈一旦有便意，可以用热毛巾敷一敷臀部，也可以用开塞露。新妈妈下床排便时，最好吃点东西恢复体力，如厕时间不可过长，以免出现头晕、虚脱现象。

## 不要过早外出活动

一般来说，顺产新妈妈恢复起来要快，有些顺产新妈妈熬不住产后42天的"禁闭"日子，总想着外出逛街、参加聚会等，此时宜忍一忍。产后新妈妈身体虚弱，免疫力大大降低，如果不注意自我保护，各种病菌很容易乘虚而入。所以，新妈妈月子期间最好不要外出，减少与各种灰尘、细菌、病菌接触的机会，以预防各种疾病。

如果新妈妈恢复较好，可以由家人陪同，在天气晴朗的日子里到小区附近散散步，但是时间不能超过20分钟。

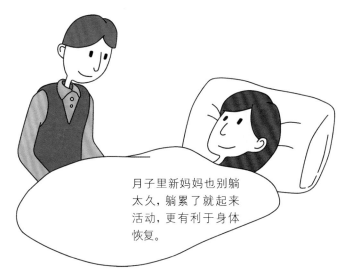

月子里新妈妈也别躺太久，躺累了就起来活动，更有利于身体恢复。

## 话多易伤神、伤气

顺产后新妈妈身体非常虚弱，头晕乏力，走路晃悠，说话无力，全身都是虚汗，此时新妈妈最需要的就是多休息，即便睡不着也要闭目养神。有些新妈妈生产后会立即发大量报喜的短信，接听很多祝福的电话，殊不知，此时说话最伤神、伤气，这些事情完全可以延后再做或者交由爸爸处理。

## 睡觉时仰卧和侧卧要交替

新妈妈在产后休息的时候一定要注意躺卧的姿势，这是因为分娩结束后子宫会迅速回缩，而此时韧带却很难较快地恢复原状，再加上盆底肌肉、筋膜在分娩时过度伸展，使得子宫在盆腔内的活动范围增大而极易随着体位发生变动。所以，为了防止发生子宫向后或向一侧倾倒，新妈妈在卧床休养中要注意避免长期仰卧位，而应仰卧与侧卧交替。

# 剖宫产妈妈这样做

剖宫产不同于自然分娩，由于手术伤口较大，创面较广，所以经历了剖宫产的新妈妈在产后护理及坐月子的时候，要注意的事项会很多。但是剖宫产的新妈妈也不必为此忧心忡忡，只要科学、合理地进行护理，也完全可以坐一个轻松、惬意的月子。

## 剖宫产妈妈的身体变化

经历了剖宫产，新妈妈的身体恢复较顺产妈妈会慢一些。乳房、子宫、皮肤、内分泌系统的变化与顺产妈妈差不多，但在腹部、外阴和阴道、泌尿系统方面的变化却有所不同。

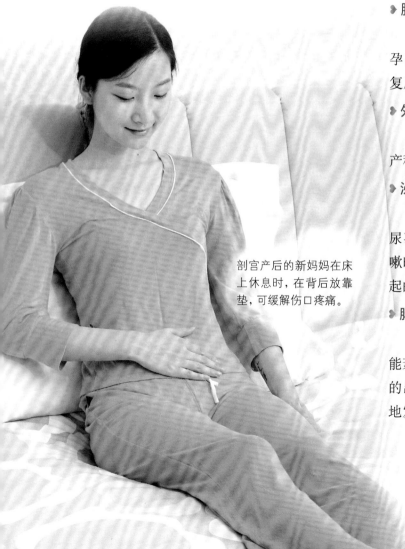

剖宫产后的新妈妈在床上休息时，在背后放靠垫，可缓解伤口疼痛。

### ▶ 腹部

剖宫产的新妈妈腹部会有手术疤痕，若再次怀孕，还有出现瘢痕妊娠的可能，需要多加注意伤口的复原。

### ▶ 外阴和阴道的变化

剖宫产的新妈妈，如果没有经历自然分娩的所有产程，外阴和阴道的变化不太明显。

### ▶ 泌尿系统的变化

剖宫产的新妈妈由于手术对膀胱产生了伤害，排尿次数增加。如果妈妈们发现自己在打喷嚏或是咳嗽时，就有尿液排出，这可能是由于压力性尿失禁引起的。

### ▶ 肠功能紊乱

剖宫产的新妈妈由于手术的原因，容易出现肠功能紊乱的情况。定期散步、喝足量的水可以缓解便秘的出现。手术之后身体需要时间才能记起如何正常地发挥消化作用。

## 术后24小时要多休息

无论是采用局麻还是全麻的剖宫产新妈妈，术后24小时之内都应卧床休息，每隔三四个小时在家人或护理人员的帮助下翻一次身，以免局部压出褥疮。放置于伤口的沙袋一定要持续压迫6小时，以减少和防止刀口及深层组织渗血。另外，应保持环境安静、清洁，避免过多亲友探视，让新妈妈有一个良好的休息空间。

## 谁说剖宫产妈妈就没有奶

剖宫产新妈妈同样也可将最珍贵的初乳喂给宝宝。宝宝的吸吮还可以促进子宫收缩，减少子宫出血，使伤口尽快复原。剖宫产新妈妈可以侧躺着哺乳。让宝宝早吸吮，可刺激乳汁的分泌。

学会正确的哺乳姿势，既有利于新妈妈恢复，也有助于宝宝吸吮，下面两种哺乳姿势适合剖宫产新妈妈。

### ▶ 床上坐位哺乳

新妈妈背靠床头坐或取半坐卧位，让家人帮助新妈妈将背后垫靠舒服，把枕头或棉被叠放在身体一侧，其高度约在乳房下方，新妈妈可根据个人情况自行调节。将宝宝的臀部放在垫高的枕头或棉被上，腿朝向新妈妈身后，新妈妈用胳膊抱住宝宝，使他的胸部紧贴新妈妈的胸部。新妈妈用另一只手呈"C"字形托住乳房，让宝宝含住乳头和大部分乳晕。

### ▶ 床下坐位哺乳

新妈妈坐在床边的椅子上，尽量坐得舒服，身体靠近床沿，并与床沿成一夹角，把宝宝放在床上，用枕头或棉被把他垫到适当的高度，使他的嘴能刚好含住乳头，妈妈就可以环抱住宝宝，用另一只手呈"C"字形托住乳房给宝宝哺乳。

## 术后疼痛真的不算啥

年轻的剖宫产新妈妈多少有点"娇气"，在剖宫产后麻醉作用消退时，会感觉到伤口出现疼痛，并逐渐强烈。其实，术后的疼痛很快就会过去的，新妈妈一定要坚强一些，忍一忍。为了宝宝，新妈妈最好不要再用止痛药物，因为它会影响肠蠕动功能的恢复，也不利于哺乳。

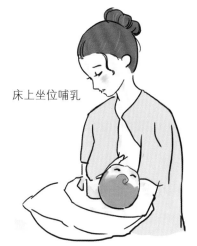

床上坐位哺乳

宝宝吃奶时，含住全部乳头及大部分乳晕吸吮，不易出现乳头疼痛。

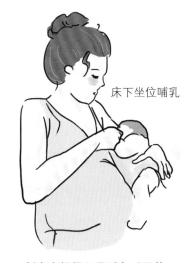

床下坐位哺乳

剖宫产妈妈尽量避免采用传统喂奶姿势，以免造成伤口摩擦、感染。

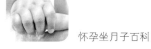

# 所有新妈妈都要关注的事儿

不管是顺产新妈妈，还是剖宫产新妈妈，养好月子，对新妈妈的身体恢复影响很大。这些是新妈妈需要关注的细节，可不要忽视哦！

## 坐月子可不是卧床休息一个月

新妈妈刚生完宝宝身体虚弱，需要充分的调养才能复原。所以，新妈妈要注意休息，但完全卧床休息一个月不活动，对新妈妈也不利。坐月子期间既不能卧床不动，也不宜过早、过量活动，要劳逸结合、适度锻炼，觉得稍累就躺下休息。

## 宝宝睡，你也睡

在月子里，宝宝每两三个小时要吃一次奶，还要勤换尿布，宝宝醒后还可能会哭闹一阵，几乎整夜都需要妈妈的照顾，新妈妈的睡眠时间也因此大打折扣。劳累加上睡眠质量下降，导致很多新妈妈脾气烦躁。

一般情况下，新生儿每天大概要睡 15 个小时，而新妈妈至少要睡 8 个小时。因此，新妈妈可根据宝宝的生活规律调整休息时间，当宝宝睡觉的时候，不要管什么时间，只要感觉疲劳，都可以躺下来休息。不要小看这短短的休息时间，它会让你保持充足的精力。

## 明星们推崇的姜浴不一定适合你

很多女明星产后纷纷用"姜浴"，声称每次都能够出很多汗，湿气和寒气也会随之排出，最重要的是还能瘦身、美容，惹得很多新妈妈纷纷效仿。

其实，姜浴确实是出汗排毒的一种方式，如果新妈妈身体恢复得不错，可以用老姜煮水 2 个小时，用多块大毛巾蘸热姜水后从头裹住全身，按摩头部、肩部、腰部、背部即可。不过，新妈妈在家里用姜浴要特别注意保暖，别受寒受风。另外，体质较虚的新妈妈不适合姜浴，以免引起头晕、胸闷等症状。

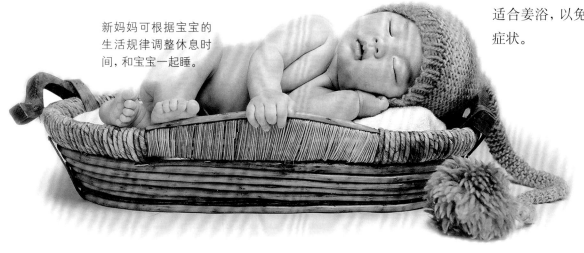
新妈妈可根据宝宝的生活规律调整休息时间，和宝宝一起睡。

## 勤喝水，早排便

产妇在分娩过程中，由于失血、盆底肌肉扩张、牵拉等原因，导致产后盆底肌肉力量，以及肠道津液水分不足，容易出现便秘现象。

为避免便秘，新妈妈宜勤喝水、早活动，增加肠道内水分和肠道蠕动频率，以助于排便。顺产妈妈通常于产后一两天内就会恢复排便功能，如果没有，要用各种方法，保证产后 3 天内排便一次，甚至可以使用开塞露等。

在饮食上新妈妈也应做到多喝水，吃稀饭、面条及富含膳食纤维的食物，也可多吃些通便的蔬菜和水果，如香蕉、火龙果、苹果、芹菜、南瓜等。另外，提醒产后新妈妈，如有痔疮症状，不论大便是否干燥，第一次排便最好用一点开塞露来润滑粪便。

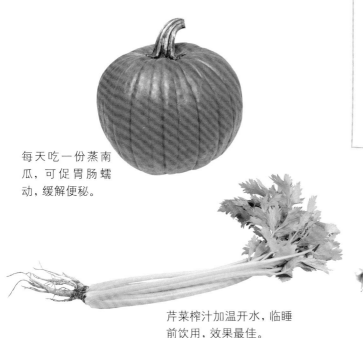

每天吃一份蒸南瓜，可促胃肠蠕动，缓解便秘。

芹菜榨汁加温开水，临睡前饮用，效果最佳。

## 产后穿衣宜宽松、保暖、舒适

坐月子期间，新妈妈的衣着要随着气候变化而进行相应的增减调配。

**穿着应注意以下几点：**

1. 衣着应宽大舒适。很多新妈妈怕产后发胖，体形改变，穿紧身衣服进行束胸，或穿牛仔裤来掩盖已经发胖的身形。这样的衣着不利于血液流畅，特别是乳房受挤压后极易患奶疖。所以，产后新妈妈衣着应该略宽大，贴身衣服以纯棉质地为好。

2. 注意衣服质地。新妈妈的衣服以棉、麻、丝、羽绒等质地为宜，这些纯天然材料十分柔软、透气性好、吸湿、保暖。

3. 衣着要厚薄适中。天热最好穿短袖，不要怕暴露肢体，如觉肢体怕风，可穿长袖。夏季应注意防止长痱子或中暑，冬季应注意后背和下肢的保暖。

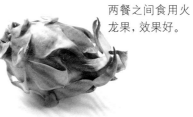

两餐之间食用火龙果，效果好。

## 定时开窗通风

很多新妈妈怕受风，整天门窗紧闭，这对新妈妈和宝宝的健康很不利。新妈妈的居室应坚持每天开窗通风两三次，每次 20~30 分钟，这样才能减少空气中病原微生物的密度，防止感染感冒病毒。通风时新妈妈和宝宝应先暂时转移到其他房间，避免受对流风直吹而着凉。当然，如果遇到刮风或是雾霾天，就暂时不要开窗通风了。

## 温度、湿度，一个也不能忽视

不少新妈妈很关注房间的温度，却忽略了湿度。新妈妈的房间温度最好保持在 20~25℃。冬季应特别注意居室内的空气不能过于干燥，可在室内使用加湿器或放盆水，以提高空气湿度。室内空气的相对湿度以保持在 55%~65% 为宜。

## 产后这样刷牙

旧习俗说"新妈妈在坐月子时，不能刷牙漱口"，从今天的医学角度来看，这种说法毫无科学根据。

坐月子不刷牙、不漱口，会给新妈妈和宝宝的健康带来危害。

在妊娠期牙齿就已面临很多健康问题，变得脆弱。如果月子期间不刷牙、不漱口，那么口腔内细菌会大量繁殖，食物的残渣经过发酵、产酸，会腐蚀牙齿，导致各种牙病，如龋齿、牙周炎、齿龈脓肿等。但是，新妈妈刷牙、漱口时需要采用以下方法：

1 产后前 3 天采用指漱。指漱就是把食指洗净或在食指上缠上纱布，然后把牙膏挤于手上，用手指充当刷头，像正常刷牙一样在牙齿上来回、上下擦拭，最后再用手指按压齿龈数遍。

2 产后第 4 天即可使用牙刷刷牙。新妈妈最好选用软毛牙刷，使用时不会伤害牙龈。刷牙动作要轻柔，宜采用"竖刷法"。

3 刷牙最好用温开水。产后新妈妈身体较虚弱，对寒冷刺激较敏感，宜用温开水刷牙，以防对牙齿及齿龈冷刺激过大。早晚各刷一遍，每次吃完东西要及时漱口。

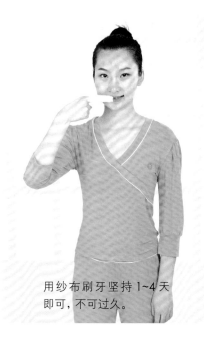

刷牙用纱布可选用一次性新纱布。

用纱布刷牙坚持 1~4 天即可，不可过久。

## 月子里不可碰冷水、吹冷风

由于分娩时分泌大量松弛素，使新妈妈全身骨骼松弛，如果冷风、冷水侵袭到骨头，很可能落下"月子病"，尤其是自然分娩的新妈妈，关节处韧带松弛程度较剖宫产妈妈更甚。即使在夏天，洗东西仍然要打开热水器用温水，电风扇、空调也不能正对着新妈妈吹。

## 不可睡电热毯，也不要用麻将席

冬季坐月子，新妈妈最好不要用电热毯来取暖，一是不安全，若使用不当会引起安全隐患；二是过长时间的烘烤会带走新妈妈体内的水分，造成新妈妈口干、口渴；三是电热毯电路形成的磁场可能会影响新妈妈体内正常的电解质，造成电解质紊乱。

另外，电热毯是有辐射的，并且局部发热，温度太高对身体不好。建议新妈妈使用电暖器或空调，但开的时间也不能太长。

夏季坐月子的新妈妈，如果感觉太热，无法入睡，可以选择使用草席，但千万不能使用麻将席。麻将席属于竹编工艺，过于凉爽，体质虚弱的新妈妈不适合使用。

另外，给新妈妈使用的草席一定要事先擦洗干净，并在阳光下晾晒数小时，去除草席中的螨虫及对人体有害的致病菌。使用草席时最好在上面铺一条棉质床单，既不阻挡凉意，又干燥舒适。

## 不可长时间待在空调房里

由于空调房密闭，空调使房间湿度低、空气质量下降，适合细菌、病毒繁殖，容易使新妈妈感到头昏、疲倦、心烦气躁，因此，新妈妈不能长时间待在空调房里。

最好的方法是经常开窗换气，以确保室内外空气对流交换。一般空调开 1~3 小时后关一会儿，然后打开窗户将室内空气排出，使室外新鲜空气进入。

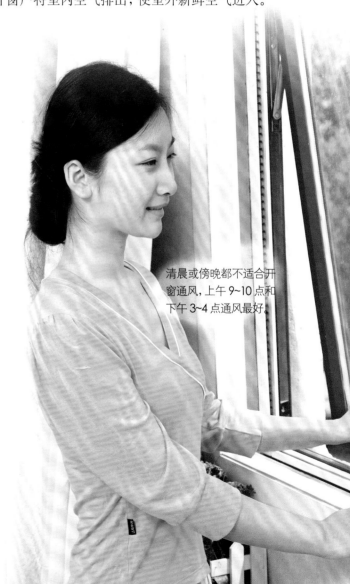

清晨或傍晚都不适合开窗通风，上午 9~10 点和下午 3~4 点通风最好。

# 为什么产后会无缘无故发脾气

月子中的新妈妈，经历了分娩，生活及角色的变化，加之体内激素的变化，会使新妈妈的情绪有所波动，此时，家人要给予更多的理解和照顾。

## 学历越高，越容易抑郁

学历越高的新妈妈，越容易产后抑郁。这一方面是由于生活、角色和体内激素的变化。另一方面是由于面临的社会压力和精神压力较大，考虑问题多，情绪较复杂，易发生抑郁。

产后有的新妈妈经常无缘无故地发脾气，不仅影响新妈妈身心健康，不良的家庭氛围也会对宝宝的成长产生不利影响。新妈妈可以尝试以下方法来转移自己的注意力：

**1** 可以和别的妈妈多多交流育儿心得和产后恢复心得。

**2** 请月嫂或家人一起照顾宝宝，不要1个人应对这些杂事。

**3** 把宝宝的变化和坐月子的感想记录下来，当你翻阅并记录这些的时候，你的心情会随之平静下来。

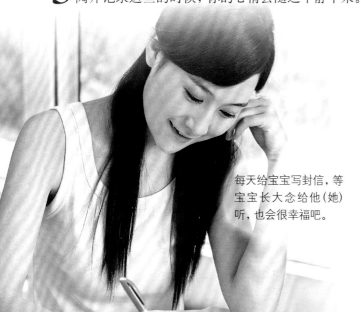

每天给宝宝写封信，等宝宝长大念给他（她）听，也会很幸福吧。

## 如果可以，尽量让自家妈伺候月子

如果新爸爸工作比较忙，又没有请月嫂的打算，那么最好让新妈妈的母亲前来照顾，避免婆婆伺候月子产生婆媳矛盾，诱发产后抑郁症。由自己的母亲来伺候，新妈妈的坏情绪不会压抑、积累，而自己的母亲也了解女儿的喜好，不会计较。

## 当开朗型新妈妈遭遇了产后抑郁

不要以为性格开朗的新妈妈就不会遭遇产后抑郁，即便以前整天嘻嘻哈哈的新妈妈，也可能会产后抑郁，这时家人往往会忽视，不理解，甚至认为是无理取闹，最终导致抑郁的程度越来越重。

遇到这种情况，新妈妈要用科学的知识来赢得家人的重视，告诉他们产后抑郁是由特殊的生理特征决定的，与性格无关，得到家人的理解和帮助将有助于缓解症状。

其实，从怀孕的时候开始，孕妈妈就可以带着老公一起听"妈妈讲座"，或者一起去看望已经生产了的妈妈们，让老公或家人对产后抑郁有一些认识。这样在产后，老公和家人就会有意识地多关心、体贴新妈妈。

产后，老公和家人多理解新妈妈，老公可提前为妻子做好饮食营养计划、身体恢复计划等，在生活上也对妻子嘘寒问暖，这样体贴的行为会大大提高妻子的幸福指数。

## 新爸爸全力伺候好月子

坐月子是新妈妈的特权，所以新爸爸要积极地协助，伺候好月子。不管是否有工作在身，只要回到家里，都要承担大部分的家务活和照顾宝宝的工作。以下细则供参考，看看新爸爸是否可以胜任：

新爸爸要体贴新妈妈。新妈妈在哺乳期内的休息、情绪、营养等都很重要。新爸爸在月子里应避免应酬，积极主动地给小宝宝洗澡、换尿布，并承担其他家务。小宝宝夜里会哭闹，新爸爸应帮助照料。新爸爸要为新妈妈揉揉腰背，轻轻按摩乳房，适时鼓励和赞美，或者帮宝宝换洗尿布，这些事都会让新妈妈从心里感到温暖。

## 别老拿宝宝性别说事儿

新爸爸要特别注意的就是，如果公公婆婆因为宝宝的性别而对新妈妈有不满情绪时，新爸爸一定要站在新妈妈这边儿，极力劝慰父母打消这种顾虑，此时新爸爸的理解和关爱对新妈妈来说胜过一切。

## 新妈妈需要家人的理解和体谅

分娩后的新妈妈常常会焦虑、烦躁，甚至对家人也可能有过分的语言或行为，严重者可患上产后抑郁症。大约半数以上的新妈妈都可能出现这种状态。新爸爸和家人可能认为新妈妈实在娇气、事儿多，不理解，从而产生家庭矛盾。

其实这种反常行为是身体激素变化的结果，并不是娇气所造成的。家人也应该多多体谅，毕竟此阶段的新妈妈比较劳累，产后不适、哺乳宝宝会导致神经比较敏感。因此，家人对新妈妈应该理解，避免不必

新爸爸下班回来，抱宝宝前一定要换掉外衣，清洗双手。

要的精神刺激，体贴地照顾新妈妈，以保持新妈妈良好的情绪，保持欢乐的气氛，这也是为宝宝创造良好家庭环境的重要条件。

另外，新爸爸和家人也要委婉地表达对新妈妈产后抑郁的看法，如对她说："你产后情绪波动这样大，我们也理解，但要总是这样，我们也快一块儿抑郁了。"这样可以引起新妈妈注意产后抑郁情况，并主动调节情绪，更快地融入新生活、新角色。

# 产后会补，只增营养不增重

　　这么多年照顾产后妈妈和小孩，我遇到过许多错误甚至是封建愚昧的月子饮食方法。有次，新妈妈刚从产房出来，老人就端来油腻的猪蹄汤给新妈妈喝，说是利于下奶。其实，产后第1~2周，饮食宜清淡，以排恶露、消水肿为主。等新妈妈胃口大开了，再进补较为适宜。产后科学进补，对新妈妈身体恢复有益，也有利于乳汁分泌。

　　　　　　　　　　　　　　　　　　　　　　——金牌月嫂　徐岚

# 月子里的饮食宜忌

　　宝宝的降临给新妈妈的生活带来了朝气和欢乐，但是频频出现的胃口差和身体不适等状况让很多新妈妈焦虑不安。其实，新妈妈不用担心，坐月子是改变女性体质的最好机会，只要调养合理，采用正确的饮食方法，新妈妈一样可以只增营养不增重。

## 饮食应多样化

　　新妈妈产后身体的恢复和宝宝身体的发育均需要充足而均衡的营养成分，因而新妈妈千万不要偏食，粗粮和细粮都要吃，不能只吃精米精面，还要搭配杂粮，如小米、燕麦、玉米、糙米、红小豆、绿豆等。这样既可保证各种营养的摄取，还可与蛋白质起到互补的作用，提高食物的营养价值，对新妈妈身体的恢复很有益处。

## 补钙补铁不要停

　　宝宝的营养都需要从妈妈的乳汁中摄取，据测量，每 100 克乳汁中含钙 30 毫克左右，如果每天泌乳 700~800 毫升，妈妈就要失去 21~24 毫克的钙。如果摄入的钙不足，就要动用骨骼中的钙去补足。所以

新妈妈产后补钙不能懈怠，每天最好能保证摄入 1200 毫克。如果出现了腰酸背痛、肌肉无力、牙齿松动等症状，说明身体已经严重缺钙了。

　　另外，新妈妈在分娩时流失了大量的铁，产后缺铁是比较常见的现象，母乳喂养的妈妈更易缺铁。哺乳期妈妈每天摄入 25 毫克铁才能满足母子的需求。

## 少吃多餐不长胖

　　坐月子期间，新妈妈的胃口容易变差，所以除了一日三餐的正常饮食外，可以在两餐之间适当加餐。加餐不必像正式的餐点，有新妈妈想吃的，照料的人也能做，也可以做得精致一些。如果嫌麻烦可以榨水果汁、热 1 杯牛奶，配上几颗坚果，或者冲调 1 碗五谷粉糊，煮个水果甜汤都可以。

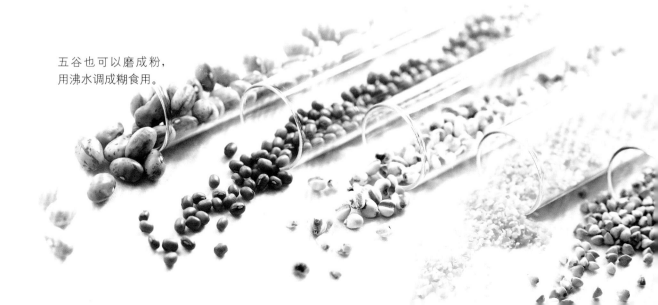

五谷也可以磨成粉，用沸水调成糊食用。

## 清淡饮食防水肿

不少新妈妈总觉得分娩后身上仍肿肿的，这是因为在怀孕晚期时，体内会比孕前多出 40% 的水分，要到分娩后一段时间才可将多余水分全部代谢出去。所以新妈妈月子里饮食要清淡，尽量少吃盐，避免过多的盐分使水分滞留在身体里，造成水肿。

## 脂肪不可摄入太多

怀孕期间，孕妈妈为了准备生产及产后哺乳而储存了不少的脂肪，再经过产后滋补，又给身体增加了不少负荷。若再吃含油脂过多的食物，乳汁会变得浓稠，而对于吃母乳的宝宝来说，母乳中的脂肪热量比例已高达 56%，再过多地摄入不易消化的大分子的脂肪，宝宝的消化器官是承受不了的。再则，新妈妈摄入过多脂肪还会增加患糖尿病、心血管疾病的风险；其乳腺也容易阻塞，易患乳腺疾病；脂肪摄入过多对产后瘦身也非常不利。

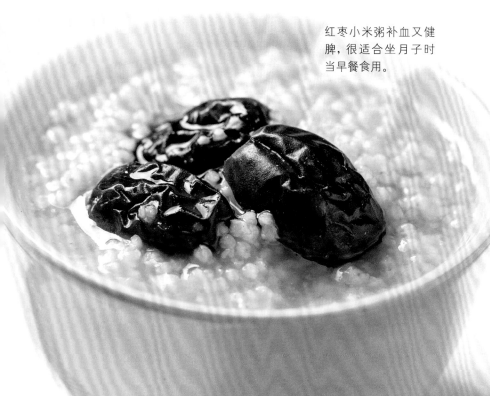

红枣小米粥补血又健脾，很适合坐月子时当早餐食用。

## 少吃高油、高盐、高糖零食

怀孕前的女性如有吃零食的习惯，在哺乳期内要谢绝零食的摄入。大部分的零食都含有较多的盐和糖，有些还是高温油炸过的，并加有大量的食用色素。对这些零食，新妈妈要主动拒绝，避免食用后对宝宝的健康产生不必要的危害。

## 最宜选择应季食品

不论是哺乳新妈妈还是非哺乳新妈妈，都应该根据产后所处的季节，相应选取进补的食物，少吃反季节食物。比如春季可以适当吃些野菜，夏季可以多补充些水果，秋季食山药，冬季补羊肉等。要根据季节和新妈妈自身的情况，选取合适的食物进补，要做到"吃得对、吃得好"。

此外，新妈妈还要注意，随着四季温度的变化，饮食烹制、食用方法最好也稍作变化，比如冬春季节，天气寒凉，新妈妈宜吃暖胃食物，如山药、木耳、土豆、红薯等，秋季天气干燥，新妈妈宜吃些滋阴润肺食物，如莲藕、荸荠、萝卜、百合等，而且这些食物恰好秋季收获，非常适合新妈妈食用。

## 生化汤排毒、排恶露

生化汤是一种传统的产后方，能"生"出新血，"化"去旧瘀，可以帮助新妈妈排出恶露，但是饮用要恰当，不能过量，否则有可能增大出血量，不利于子宫修复。

分娩后，不宜立即服用生化汤，因为此时医生会开一些帮助子宫收缩的药物，若同步饮用生化汤，会影响疗效或增加出血量，不利于新妈妈身体恢复。一般自然分娩的新妈妈在无凝血功能障碍、血崩或伤口感染的情况下，可以在产后 3 天服用，每天 1 帖，连服 7~10 帖。

剖宫产新妈妈则建议最好推到产后 7 天以后再服用，连续服用 5~7 帖，每天 1 帖，每帖平均分成 3 份，在早、中、晚三餐前，温热服用，不要擅自加量或延长服用时间。值得注意的是，生化汤也需要中医辨证诊治后，才能开具，最好不要在分娩前就拿好药，分娩后一熬就给新妈妈饮用。谨慎一些，可在分娩后，咨询过中医医生后再服用比较好。

每天吃 100 克左右肉类，有助于乳汁分泌。

每天 1 根香蕉，有助于新妈妈调节情绪。

菠菜宜用水焯过后再烹制食用。

## 多吃蔬菜和水果

不少人认为蔬菜、水果水汽大，产后妈妈不能吃，其实恰恰相反。蔬菜和水果富含维生素、矿物质和膳食纤维，可促进胃肠道功能的恢复，增进食欲，促进糖分、蛋白质的吸收利用，特别是可以预防便秘，帮助新妈妈达到营养均衡的目的。

## 吃些易消化食物

产后新妈妈需要大量营养，以补充在孕期和分娩时消耗的能量，但在坐月子期间最好多吃些营养高且易消化的食物，因为此时新妈妈的肠胃功能还未完全恢复，不宜大量进补，以免造成肠胃功能紊乱，小米粥、蔬菜汤、鸡蛋面、清淡的鱼汤等是坐月子前期的必选食物。随着新妈妈身体的恢复，可以适当增加含有丰富蛋白质、碳水化合物及适量脂肪的食物。

在给新妈妈制作月子餐的时候，应多用炖、蒸、煮、滑、汆、烩等方法，如蒸鱼、炖排骨、煮粥等，尽量不用煎、炸等方式烹调。

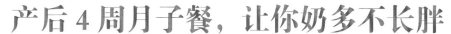

# 产后4周月子餐，让你奶多不长胖

坐月子是改变女性体质的最好机会，也是女性健康的重要转折点，因此生活中无论是新妈妈还是家人都比较重视，而且还因为新妈妈担负着哺乳的重任，家人习惯性地为新妈妈准备丰富的高营养食物，尤其是大鱼大肉，猪蹄汤、鱼汤几乎成为新妈妈每天必不可少的食物。

然而，这看似营养丰富的食物，往往没有收到期待中的效果，新妈妈还是会出现乳汁不足的情况，反而新妈妈自己的体重又增了不少。其实，新妈妈产后饮食并不需要一味进补，在保证热量摄入的同时，均衡的营养才是奶多不长胖的秘诀。

## 第1周

### 芹菜牛肉丝——补血，增体力

**原料：** 牛肉1/2碗，芹菜1棵，酱油、水淀粉、白糖、盐、葱末、姜丝各适量。

**做法：** 牛肉洗净，切小丁，加酱油、水淀粉腌制1小时左右；芹菜择叶，去根，洗净，切段。热锅放油，下姜末和葱丝煸香，然后加入腌制好的牛肉和芹菜段翻炒，可适当加一点清水。最后放入适量盐和白糖，出锅即可。

**营养功效：** 此菜具有益气、补血的功效，牛肉和芹菜都含有丰富的铁质，非常适合产后贫血的新妈妈食用，其鲜嫩的颜色也能让新妈妈胃口大开。

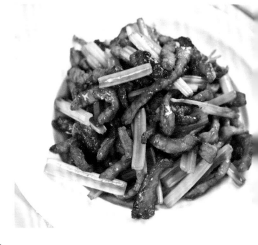

### 什菌一品煲——开胃助消化

**原料：** 猴头菌、草菇、平菇、香菇各2朵，白菜心1个，葱段、盐各适量。

**做法：** 香菇洗净，切去蒂部；平菇洗净，切去根部；猴头菌和草菇均洗净，切开；白菜心掰成小份。锅内放入葱段，加清水或素高汤大火烧开，再放入香菇、草菇、平菇、猴头菌、白菜心转小火炖煮10分钟即可。

**营养功效：** 这款汤有利于放松新妈妈因疼痛而变得异常敏感和紧绷的神经，具有很好的开胃作用。

## 第2周

### 紫菜包饭——辅助治疗产后水肿

**原料：** 糯米 1/4 碗，鸡蛋 1 个，紫菜 1 张，火腿、黄瓜、沙拉酱、米醋各适量。

**做法：** 黄瓜切条，加米醋腌制；糯米蒸熟，倒入米醋，拌匀晾凉。 将鸡蛋摊成饼，切丝。 将蒸熟的糯米饭平铺于紫菜上，再摆上黄瓜条、火腿条、鸡蛋丝、沙拉酱，卷起，切 3 厘米厚片即可。

**营养功效：** 紫菜能补充钙质，能调节新妈妈口味，还含有一定量的甘露醇，可辅助治疗产后水肿，是新妈妈恢复、滋补身体的佳品。

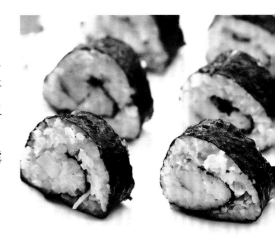

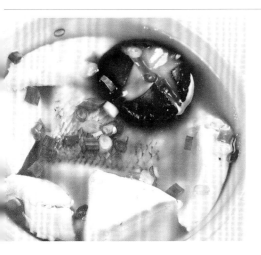

### 鲈鱼豆腐汤——低热量、易消化

**原料：** 去骨鲈鱼 1 条，豆腐 1 块，香菇 3 朵，姜片、盐各适量。

**做法：** 将去骨鲈鱼洗净，切块；豆腐切块；香菇浸泡，去蒂，切花刀。 将姜片放入锅中，加清水烧开，加入豆腐、去骨鱼肉、香菇，炖煮至熟，加盐调味即可。

**营养功效：** 鲈鱼有滋养身体的作用，豆腐含有丰富的植物蛋白和钙，容易消化，热量也低，其温和滋润的功效能逐渐唤起新妈妈的食欲，并具有健脾益胃的功效。

### 阿胶核桃仁红枣羹——促进子宫收缩

**原料：** 阿胶 1 块，核桃仁 2 颗，红枣 6 颗。

**做法：** 核桃仁去皮，掰小块；红枣洗净，去核。 把阿胶砸成碎块，50克阿胶需加入20毫升的水一同放入瓷碗中，隔水蒸化后备用。 将红枣、核桃仁放入砂锅内，加清水用小火慢煮 20 分钟。 将蒸化后的阿胶放入砂锅内，与红枣、核桃仁再同煮 5 分钟即可。

**营养功效：** 核桃仁可促进产后子宫收缩，阿胶可减轻产后妈妈出血过多引起的气短、乏力、头晕、心慌等症状；该羹香甜的味道也能让新妈妈更有食欲。

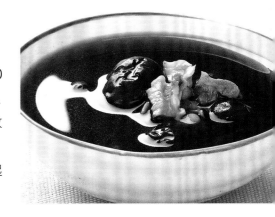

## 第3周

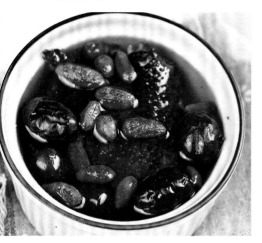

### 双红乌鸡汤——**益气补血**

**原料：**乌鸡1只，红枣6颗，枸杞子15粒，盐、姜片各适量。

**做法：** ① 乌鸡收拾干净，切大块，放进温水里用大火煮，待水开后捞出，洗去浮沫。 ② 将红枣、枸杞子洗净。 ③ 锅中放适量水烧开，将红枣、枸杞子、姜片、乌鸡放入锅内，加水用大火煮开，改用小火炖至肉熟烂。出锅时加入盐调味即可。

**营养功效：**乌鸡滋补肝肾，益气补血，提高乳汁质量，是新妈妈本周泌乳、滋补的上品。

### 清炒黄豆芽——**催乳又低脂**

**原料：**黄豆芽1把，葱花、姜丝、盐各适量。

**做法：** ① 黄豆芽掐去根须，洗净。 ② 油锅烧热，放入葱花、姜丝炒出香味，加入黄豆芽同炒至熟，加适量盐，翻炒均匀，即可装盘食用。

**营养功效：**黄豆芽是很经济实用的下奶食品，如果用猪油炒，催乳效果更好。

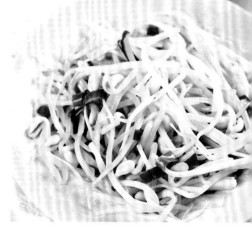

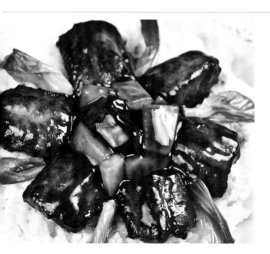

### 鳗鱼饭——**补虚强身、促进泌乳**

**原料：**米饭1/2碗，鳗鱼1条，春笋2根，油菜2棵，盐、酱油、白糖、高汤各适量。

**做法：** ① 鳗鱼洗净切段，放入盐、酱油腌制半小时；春笋、油菜洗净，春笋切片。 ② 把腌制好的鳗鱼段放入烤炉里，温度调到180℃，烤熟。 ③ 油锅烧热，放入笋片、油菜略炒，放入烤熟的鳗鱼，加入高汤、酱油、白糖，待锅内的汤几乎收干了即可出锅，浇在米饭上即可。

**营养功效：**鳗鱼具有补虚强身的作用，适合产后虚弱的新妈妈食用，同时还能促进泌乳，并提升乳汁质量。

# 第4周

## 牛肉饼——提高新妈妈抗病能力

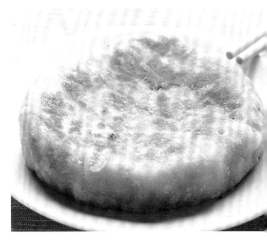

**原料：** 面粉2碗，牛肉300克，鸡蛋1个，葱末、姜末、盐、五香粉、酱油各适量。

**做法：** ❶ 面粉用温水和成光滑的面团，放在温暖处醒30分钟。❷ 牛肉切丁，剁成肉馅，加所有调料调成肉馅。❸ 将醒好的面团揉匀，分成大小合适的剂子，擀成厚薄均匀的面皮，包上肉馅，压成饼状。用适量油煎熟即可。

**营养功效：** 牛肉富含蛋白质和氨基酸，适宜新妈妈本周滋补之用，可提高机体的抗病能力，令新妈妈保持充足的乳汁分泌。

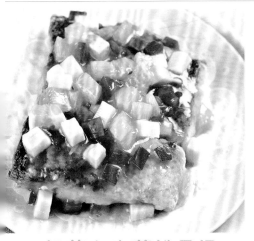

## 橙香鱼排——助消化，提高免疫力

**原料：** 鲷鱼1条，橙子1个，红椒1/2个，冬笋1根，盐、水淀粉各适量。

**做法：** ❶ 将鲷鱼收拾干净，切大块；冬笋、红椒洗净、切丁；橙子取出肉，切粒。❷ 锅中倒入适量油，鲷鱼块裹适量水淀粉入锅炸至金黄色。❸ 锅中放少许水烧开，放入橙肉粒、红椒、冬笋，加盐调味，用水淀粉勾芡，浇在鲷鱼块上即可。

**营养功效：** 橙子可以促进肉类蛋白质的分解和吸收，有助于消化，还能补充维生素，同时能提高新妈妈和宝宝的免疫力。

## 胡萝卜牛蒡排骨汤——低脂肪、强筋骨

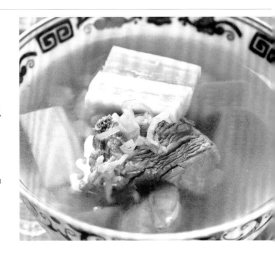

**原料：** 排骨4块，牛蒡1段，胡萝卜1/2根，盐适量。

**做法：** ❶ 排骨洗净，斩段，氽烫去血沫，用清水冲洗干净。❷ 胡萝卜洗净，去皮，切块，备用；牛蒡用小刷子刷去表面的黑色外皮，切成小段。❸ 把排骨、牛蒡、胡萝卜块放入锅中，加适量清水，大火煮开，转小火再炖1小时，出锅时加盐调味即可。

**营养功效：** 牛蒡含有一种非常特殊的养分——牛蒡苷，有助筋骨发达，增强体力之功效，与胡萝卜、排骨等同食，有助于新妈妈的身体恢复。

# 管用！产后调养特效食谱

　　新妈妈一边沉浸在初见宝宝的喜悦之中，一边又忍受着气血两虚、产后便秘等不适症状的折磨。其实，对付产后不适，正确的食疗方法既能够使新妈妈尽快恢复健康，又不会影响哺乳和宝宝的营养，不妨试一下。

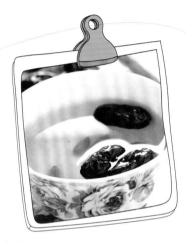

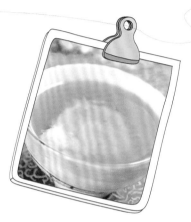

## 补血食谱

　　新妈妈分娩时都会或多或少失血，所以产后的补血问题一定不能马虎。其实，只要通过健康的饮食就可以达到很好的补血效果。新妈妈要适当多食含铁较多、营养丰富的食品，如肉类、蛋类、鱼类、海产品（如海带、紫菜）、动物肝、动物血、红枣、花生、木耳等食物。

### 枸杞红枣饮

将 5 颗红枣和 1 把枸杞子加入热水中，煮至水开，改小火煮 10 分钟即可，有补血、健脾和养心神之功效。

### 枸杞牛肝汤

将牛肝洗净切块，枸杞子洗净。油锅烧至八成热，放牛肝煸炒一下，加入适量牛肉汤，放入枸杞子，共煮至牛肝熟透，再以盐调味即成。

## 排恶露食谱

　　新妈妈分娩结束后，恶露就开始出现了。产后恶露不尽，这是许多新妈妈都会遇到的一个问题。在正常情况下，产后 1~3 天出现血性恶露。产后 4~10 天转为颜色较淡的浆性恶露，产后两周排出的为白恶露，为白色或淡黄色，量更少。恶露在早晨的排出量较晚上多，一般持续 3 周左右停止。

### 益母草煮鸡蛋

益母草 1 大把，加水煮半小时，滤去药渣，打入鸡蛋 2 个，煮熟食用。

### 人参炖乌鸡

将 1 小块人参浸软切片，装入净乌鸡鸡腹，与红枣同放入砂锅内，加盐隔水炖至鸡烂熟，食肉饮汤。

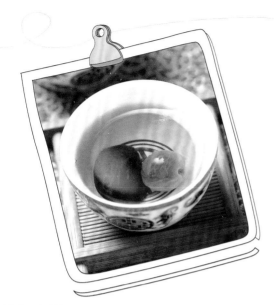

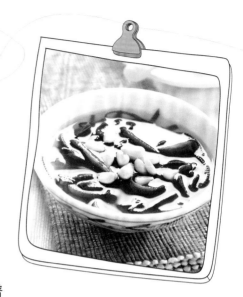

## 补气食谱

很多新妈妈坐月子期间觉得自己疲乏无力，心慌气短，这时就要适当摄入一些补气的食物了，比如山药、黄芪、羊肉、桂圆等都是补气的佳品，而且还可滋补身体，对新妈妈身体的恢复大有裨益。

### 桂圆红枣茶

桂圆剥去壳，红枣洗净去核，放入锅内，加清水煮沸，即可饮用。

### 荔枝山药莲米粥

干荔枝去壳除核；山药去皮，洗净；莲子泡软去心。锅内放水，加入荔枝、大米、山药、莲子，用大火烧开，转小火熬煮，至米烂汤稠时，放入红糖，稍搅拌即可。

### 黄芪橘皮红糖粥

黄芪洗净，煎煮取汁；粳米放入锅中，加入煎煮汁液和适量清水，熬煮至七成熟时再放入橘皮，同煮至熟，加红糖调匀即可。

## 补钙食谱

很多新妈妈怀孕时特别注意补钙，但是等生完宝宝后就忽略了补钙的重要性。其实，产后新妈妈更易缺钙，尤其是哺乳新妈妈，这是因为如果钙的摄入量不足，新妈妈就会动用体内的钙，以保证乳汁中钙的含量，所以产后补钙势在必行。

### 松仁海带汤

松子仁用清水洗净，水发海带洗净，切成细丝。锅置火上，放入鸡汤、松子仁、海带丝用小火煨熟，最后加盐调味即成。

### 鸭血粉丝汤

鸭血1小块；粉丝1把，泡软，放入高汤中与鸭血共煮，加醋、盐调味，最后撒上香菜叶即可。

### 骨汤烩酿豆腐

虾仁剁碎，与鸡蓉一起调配成馅料，塞入切小口、部分去瓤的油豆腐中；骨汤烧开，下入油豆腐，用小火煮熟，加盐调味；最后加入小油菜、胡萝卜片点缀。

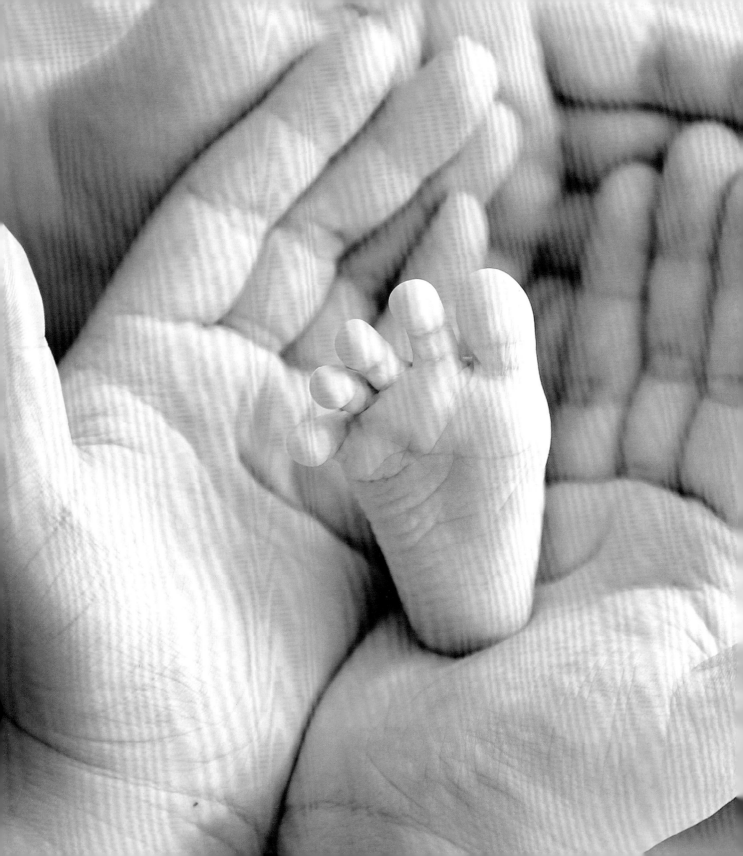

# 第四篇
## 照顾新生儿，当然没问题

宝宝怎么和我想象的不太一样呢？

宝宝脑袋上一块软软的地方，一起一伏的，是怎么回事？不敢碰它，该怎么办？

二宝出生后，大宝特别爱闹，怎么办？

……

随着宝宝的一声啼哭，爸爸妈妈的生命里多了1个可爱的小天使，面对这个柔软的小人儿，每个爸爸妈妈的心都是柔软的，也是幸福四溢的。欣喜之余，面对嗷嗷待哺的小宝贝，新手爸妈更多的是无所适从，不知该怎么去照顾小宝贝。下面，我们就一起来认识一下新生儿，学习一下怎么护理和喂养他（她）吧！

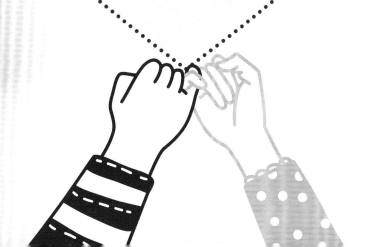

# 宝宝咋和我想得不一样

经历了十几个小时的痛苦,我的乖儿子终于出生了。第一眼看到他时,有点懵,这是我家宝宝吗?他怎么长这个样子呢,丑死了。当时,我心里有一股冲动,很想问问医生,这孩子是我的吗?不过,还是没敢问,怕被骂。后来,宝宝一天一个变化,越来越好看了,长得也比较像孩子他爸,于是,心中一阵乐,这孩子果然是亲生的。

所以,给即将做妈妈的提个醒,宝宝刚出生的时候,很多都是皱巴巴的,不好看,等过段时间就好了,大家提前做好心理准备。

——新妈妈 果果妈

# 认识新生宝宝的身体

新爸妈在看到刚出生的宝宝第一眼后，很多人会有"宝宝为啥长这样"的疑问，有时还会觉得宝宝不好看。其实皱皱的皮肤、肿肿的眼睛和鼓鼓的小肚子，这都是正常现象，只要过两天，宝宝就会变成漂亮宝宝了。

## 皱皱的皮肤

新生儿的皮肤是最令新妈妈吃惊的，和想象中粉雕玉琢的感觉着实差距不小。刚出生的宝宝皮肤皱皱的，全身裹着一层像油脂一样滑腻的物质，这就是胎脂。在宝宝出生后的几个小时内，宝宝的皮肤逐渐干燥，呈薄片鳞屑状。这种情况会持续几个星期。爸爸妈妈不必感到焦虑，可以在宝宝细软的肌肤上涂一些婴儿润肤霜。

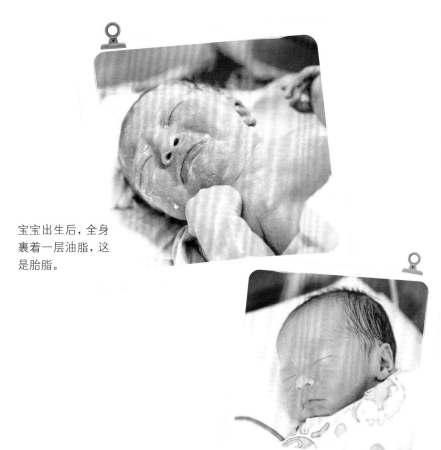

宝宝出生后，全身裹着一层油脂，这是胎脂。

## 好神奇的囟门

新生儿头上有 2 个软软的部位，会随着呼吸一起一伏，年轻的父母头一回见到，是否觉得很神奇？

这就是囟门，有利于分娩中必要的头部变形。

"小时大，大时小，渐渐大，不见了"，很形象地道出了宝宝囟门的变化。囟门是颅骨尚未愈合的表现，但也不像看起来那么脆弱，不必担心轻轻碰一下它就会受伤，因为上面都覆盖着一层紧密的保护膜，随着宝宝的成长会闭合。脑后的囟门在 6~8 周完全闭合，而前囟门也会在 1 岁左右闭合。

### 好奇怪的头型

"宝宝头好大啊！是不是有什么问题？"这是很多新妈妈初见宝宝的印象。其实，新生儿头比较大，这是正常现象。头部奇怪的形状，通常是由于分娩过程中的压迫造成的，两周后头部的形状就会变得正常了。

### 不一样的头发

许多爸爸妈妈都很关注宝宝的头发，总以为宝宝一出生头发就乌黑浓密。其实，并不完全是这样，有的宝宝刚刚出生头发就又多又黑；有的宝宝头发比较稀薄，还有点发黄；甚至有的宝宝根本就没有头发，这都是正常的。即便没有头发，也不用担心，不需要太久就会长出头发的。

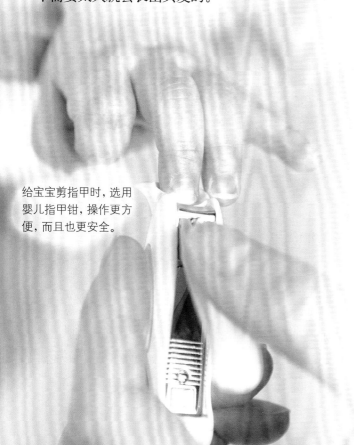

给宝宝剪指甲时，选用婴儿指甲钳，操作更方便，而且也更安全。

### 鼓鼓的小肚子

许多新生儿在经过一些日子之后肚子就会变得大大的、鼓鼓的。新爸爸新妈妈又开始着急了：那么小的宝宝，肚子为什么这样鼓？原来，肚皮下最常见的是丰富的皮下脂肪。新爸爸新妈妈只要用拇指与食指把腹部的皮肤一捏起就能发现，宝宝腹壁下面都是厚厚的脂肪。

### 肿大的乳房

新生儿出生后 3~5 天时，不论男宝宝还是女宝宝，可能都会出现乳房肿大的现象，有时还可看到流出少量乳汁样的淡黄色液体。这让年轻的父母深感不安。其实，这也是正常现象。因为妈妈怀孕时，体内分泌大量雌激素与催乳素，胎宝宝在子宫里也受到了这些激素的影响，所以这种乳房肿大不需要任何治疗，更不能用手挤压，一般 2~3 周后就会自然消失，极少数要延续 1 个月以上。

### 长长的指（趾）甲

很多新妈妈发现新生儿的指甲，尤其是脚趾甲很长，这也是正常的，没必要大惊小怪，只要及时给宝宝剪指甲就可以了。另外，宝宝的指甲长得很快，新妈妈要经常检查宝宝的指甲是不是需要剪了。

# 别担心，这都是正常的

刚出生的小宝宝那么娇小、柔软，新手爸妈甚至都不敢用力抱，更别提看着宝宝，觉得奇怪的地方了，比如牙龈上、脸上出现的"小白点"，或者觉得宝宝某些部位和想象中的不一样等，别担心，这都是正常的。

## 生殖器官有点大

男宝宝、女宝宝出生时，其生殖器都显得比较大，男宝宝的阴囊大小不等，睾丸则可能降至阴囊内，也可能停留在腹股沟处或摸不清，阴茎、龟头和包皮可能有松弛的黏膜。女宝宝的小阴唇相对较大，大阴唇发育好，能遮住小阴唇，处女膜微突出，可能有少许分泌物流出。新爸妈别担心，等宝宝长长就好了。

## 不太敢触碰的脐带

从宝宝降生的那一刻起，脐带的使命就已完成，宝宝成为了一个独立的小人儿，妈妈可不要失落，这意味着宝宝开始了新的人生征程。宝宝出生后，医生会将这条脐带结扎，但是残留在新生儿身体上的脐带残端，在未愈合脱落前，对新生儿来说十分重要，一定要护理好。

## "马牙"是怎么回事

有的父母看到新生儿的上腭中线和齿龈切缘上有黄白色小斑点（即俗称的"马牙"），认为很不吉利，喜欢用针去挑或用毛巾去擦，新爸妈切记不要这样做。因为新生宝宝的"马牙"系上皮细胞堆积或黏液腺分泌物堆积所致，会于出生后数周至数月自行消失，人为处理很容易引起感染。

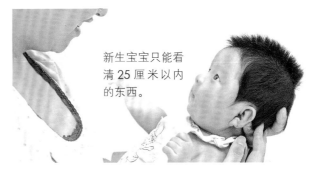

新生宝宝只能看清 25 厘米以内的东西。

## 新生儿都是"近视眼"

刚出生的新生儿就已经有了视力，但是还很有限，因为调节视焦距能力差，东西距新生儿太近或太远，他们都看不清楚，只能看到模糊的影子。

实际上，新生儿只能看清 20~25 厘米范围内的东西，相当于新妈妈抱宝宝喂奶时妈妈脸与宝宝脸之间的距离。在明亮的光线下宝宝会眨眼，有时候你还会发现宝宝看起来有点对眼儿。

这种现象在 6 个月以内无需担心，这是因为宝宝的眼部肌肉还没有发育好，但是，如果过了 6 个月还是这样，就需要去看眼科医生了。

## 脸上的"小白点"是什么

新生儿出生后，会在鼻尖及鼻翼两侧看到针尖大小、密密麻麻的黄白色小结节，略高于皮肤表面，医学上称"粟粒疹"。这主要是由新生宝宝皮脂腺堆积阻塞所引起的，几乎每个新生儿都可见到，一般在出生后几周就会自行消退，属于正常的生理现象，不需任何处理。

# 手把手教你护理新生儿

　　小宝的出生，完全改变了我们的生活。初尝了当妈妈的喜悦之后，更多的是不知所措。尽管怀孕期间，我和老公一起做了许多准备，但是，真到小宝出生后，一切都变得不似想象中那么顺利了。于是，生活中除了小宝的哭声，还有我和孩儿他爸手忙脚乱的身影。所幸，在忙乱中，我们也慢慢学会了照顾小宝的方法，慢慢变得顺利许多。

　　所以，新手爸妈要提前做足功课，学习一些护理新生儿的本领，多练习练习，才不至于到时候手忙脚乱。

——新妈妈 轩轩妈

# 第一次当妈，我该怎么办

面对这个光溜溜、软乎乎的小宝贝，没有任何经验的父母连抱都不会抱，更别说给宝宝换尿布、穿衣了，赶紧来学习一下吧。

## 宝宝，我该怎么抱你

新生儿柔软、娇弱，新手爸妈往往不敢下手抱，其实新生儿有强大的生命力，只要爸爸妈妈抱的方法得当，对宝宝不会有任何影响。

舒适的抱姿会让宝宝感觉舒服，下面分步介绍一下新生儿的正确抱姿：

第一步：托住宝宝的头。把一只手轻轻地放到新生儿的头下，用手掌包住整个头部，注意要托住新生儿的颈部，支撑起他的头。

第二步：另一只手去抱屁股。稳定住头部后，再把另一只手伸到新生儿的屁股下面，包住新生儿的整个小屁屁，力量都集中在 2 个手腕上。

第三步：慢慢把新生儿的头支撑起来。注意，一定要托住新生儿的颈部，否则新生儿的头会往后仰，给脊椎造成伤害。爸爸妈妈要使腰部和手部力量相配合，托起新生儿。

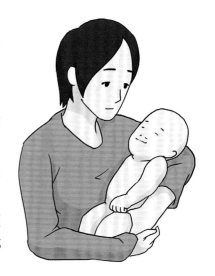

## 我该怎么给你穿衣

给宝宝穿衣服，这可难坏了不少新妈妈，因为宝宝全身软软的，四肢呈强硬的屈曲状，宝宝也不会配合穿衣，新妈妈笨手笨脚的，还会引起宝宝哭闹，往往弄得手忙脚乱。其实只要方法得当，给宝宝穿衣还真不是一件复杂的事。

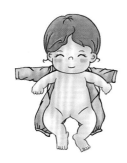

① 先将连休衣解开扣子，平铺在床上，让宝宝躺在上面。

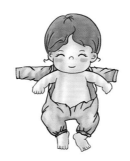

② 在裤脚冂伸手，拉住宝宝小脚，轻轻将宝宝两条小腿拉入裤腿中。

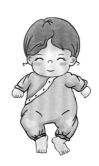

③ 再按穿上衣的方法将胳膊穿入袖子中，扣上纽扣就可以了。

# 怎么给宝宝换纸尿裤

## ▶ 选对宝宝的纸尿裤

纸尿裤是宝宝最重要的必备贴身小物品，尤其当宝宝满月后，出门的机会越来越多时，妈妈就更需要为宝宝选择合适的纸尿裤，并及时快捷地更换了。

目前，市面上的纸尿裤各种大小的尺寸相当完备，甚至还有专为男宝宝、女宝宝设计的颜色。除了尺寸及款式外，我们还必须注意下面这些小细节：

吸收多、吸收快；表层要干爽、不回渗；穿着透气、不闷热；触感舒服，有护肤保护层；干干爽爽不外漏。

市面上销售的纸尿裤其实都已达到了不外漏的标准，但宝宝腿部及腰部的缩口设计是否因防漏而太紧、材质的使用是否令宝宝舒服，爸爸妈妈在购买时还是要多家比对，做好选择。

## ▶ 学习给宝宝换纸尿裤

清理完宝宝的小屁屁后，应尽量让小屁屁在空气中晾一会儿，干爽后再为宝宝穿纸尿裤。

打开新的纸尿裤，提起宝宝双脚，将其臀部抬高，把纸尿裤垫在宝宝臀部下，有胶带部分朝向腰部方向。

若为男宝宝，先用右手手指将宝宝的小鸡鸡按下，再将纸尿裤下端向上包起。为避免尿布摩擦、污染脐部，应将宝宝脐部露在外面。

撕开两侧胶带，粘于纸尿裤不光滑面。纸尿裤的松紧度以食指能插入宝宝腹股沟处为宜，不可太松也不可太紧。

另外，纸尿裤要常换。不要以为纸尿裤能吸尿，每天只换 3 次也没问题。要知道，这样的做法可能会使宝宝的臀部发炎，出现红屁屁。

如果新手爸妈不知什么时候给宝宝换纸尿裤，可在每次喂奶前或后，宝宝睡觉之前，以及宝宝睡醒后，都查看一下纸尿裤。因为这些时间宝宝最容易撒尿或便便。还有带宝宝外出前，最好也先查看一下。

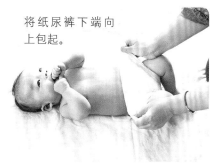

打开纸尿裤，把宝宝放在上面。

将纸尿裤下端向上包起。

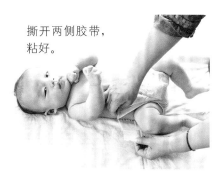

撕开两侧胶带，粘好。

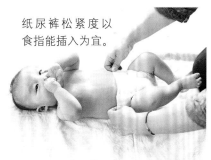

纸尿裤松紧度以食指能插入为宜。

## 囟门的护理

新生儿总有很多特别娇弱的部位，囟门就是 1 个非常娇弱的地方，父母不敢随便碰。其实新生儿的囟门是需要定期清洗的，否则容易堆积污垢，引起宝宝头皮感染。但给宝宝清洁时一定要注意：

用宝宝专用洗发液，不能用香皂，以免刺激头皮诱发湿疹或加重湿疹；清洗时手指应平置在囟门处轻轻地揉洗，不应强力按压或搔抓。

## 脐带的护理

新妈妈对小宝宝的脐带要付出很大的心血，千万不可偷懒，这跟宝宝的健康息息相关。

脐带未脱落前，要保持脐带及根部干燥，出院后不要用纱布或其他东西覆盖脐带。每天用医用棉球或棉签蘸 75% 的酒精擦一两次。用酒精擦时，沿 1 个方向轻擦脐带及根部皮肤进行消毒，注意不要来回擦。

脐带脱落后，若脐窝部潮湿或有少许分泌物渗出，可用棉签蘸 75% 的酒精擦净，并在脐根部和周围皮肤上抹一抹。若发现脐部有脓性分泌物、周围的皮肤红肿等，不要随意用甲紫、碘酒等，以防掩盖病情，应找儿科医生处理。此外，生活中还要注意保证宝宝穿的衣服柔软、透气，是纯棉的，肚脐处不要有硬物。

## 一定要勤剪指甲

宝宝的指甲长得很快，经常会把自己的小脸抓伤，这令新妈妈非常心疼。其实，新妈妈用宝宝专用的指甲剪，完全可以自己给宝宝剪指甲。

**1** 让宝宝平躺在床上，妈妈握住宝宝的小手，要求是最好能同方向、同角度。

**2** 分开宝宝的五指，重点捏住 1 个指头剪。

**3** 先剪中间再剪两边，避免把边角剪得过深。

**4** 妈妈用自己的手指沿宝宝的指甲边缘摸一圈，发现尖角及时剪除。剪好 1 个再剪下 1 个。

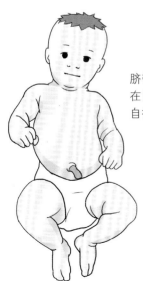

脐带痂会自然脱落，在这期间爸妈不能自行取下来。

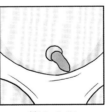

第 1~3 天

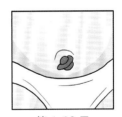

第 4~10 天

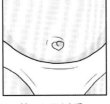

第 10 天以后

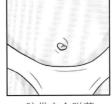

脐带完全脱落

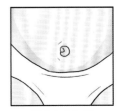

第 14~18 天

# 二宝来了，当心大宝吃醋

　　随着单独二胎政策的推行，许多家庭迎来了二宝，与此同时，大宝的情绪可能会出现一些变化。在照顾二宝的同时，新妈妈们千万不要忽略了大宝的感受哦！

## 如何让大宝快乐地接受二宝

　　随着二宝的出生，妈妈要分出很大一部分精力来照顾二宝，对大宝的关注相应地会减少。因此，大宝在这一段时期会变得很叛逆，不愿与爸爸妈妈亲近。那么，怎样能让大宝快乐地接受二宝的到来呢？

　　在准备怀孕前，爸爸妈妈应该把准备添一个家庭成员的计划告诉大宝，问问他是否能接受有个弟弟或是妹妹。

　　怀孕期间，让大宝建立与二宝感情。可以让孩子摸摸妈妈的肚子，与肚子里的小宝宝轻声说话，让他参与到小宝宝孕育的过程中，感受自己成为哥哥或姐姐的自豪感。

　　在这段时间内，妈妈也要注意与大宝保持亲密的沟通，即使离家去医院生产的几天也要跟大宝解释，并保持沟通。

## 哪些情况预示大宝"吃醋"了

　　爸爸妈妈们一旦发现大宝有如下表现，要很清楚地意识到，这是大宝"吃醋"了。

**1** 不能容忍身边亲近的人疼爱老二。如看见妈妈抱着二宝，会要求妈妈抱自己，或者故意犯些错。

**2** 对老二进行排斥。如不愿意亲近二宝。

**3** 欺负老二。趁父母不注意时，会偷偷用脚踢老二，或者用手掐他。

**4** 开始尿床。二宝喝奶时，他也要喝，还非要妈妈抱，甚至夜里尿床的次数也增多了。

**5** 变得闷闷不乐。

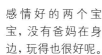

感情好的两个宝宝，没有爸妈在身边，玩得也很好呢。

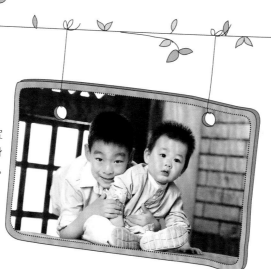

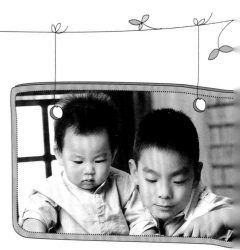

## 为啥二宝老被欺

有许多二胎妈妈说，自从二宝出生后，大宝会不时地欺负一下二宝，或者趁大人没注意，打一下二宝。这其实是因为家有新成员，大宝会有父母的爱被抢走的焦虑，转而对二宝产生了敌对情绪。

这时，爸爸妈妈首先应该理解大宝的这种行为，不能一味地指责他。同时，应该多关心大宝，让大宝多参与到照顾二宝的生活中来，令大宝慢慢与二宝建立亲密的感情。

## 及时开导生气的大宝

家有二宝，对于同样还是孩子的大宝来说，他很难做到特别懂事乖巧。大宝的心理落差出自父母对自己唯一的爱被分出去了，所以，大宝总会有生气的时候。这时，爸爸妈妈应该及时开导生气的大宝，而不能忽视或者一味指责大宝。

即使大宝在适应二宝的过程中哭闹，甚至做出欺负二宝的行为，妈妈们也不要急于发怒，这个时候的训斥只会适得其反。妈妈们应该让大宝参与到对错误行为的补救中来，比如帮助揉一下弟弟或妹妹被弄疼的地方。

另外，爸爸妈妈们在照顾二宝的同时，也要抽出时间来，单独与大宝相处，聊聊天、玩玩游戏、讲讲故事等。如果是二宝不小心踢着大宝了，妈妈要告诉大宝，小宝宝还不懂事，作为大哥哥或大姐姐，要让着小宝宝。新妈妈也可以让大宝帮着递尿布、洗奶瓶等，并适时夸奖大宝。

这样，大宝会慢慢成长，并逐渐明白，爸爸妈妈的爱不会因为二宝的到来而减少。

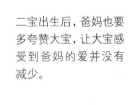

二宝出生后，爸妈也要多夸赞大宝，让大宝感受到爸妈的爱并没有减少。

# 特殊宝宝的护理

新生儿如此娇嫩可爱，就像刚出土的幼苗，需要父母的精心呵护，尤其是双胞胎、早产儿和巨大儿就需要爸爸妈妈付出更多的爱和关心。沐浴着爸爸妈妈的爱，宝宝一样会茁壮、健康地成长。

## 双胞胎宝宝

一举多得的新妈妈很幸福，也很辛苦，辛苦并快乐着，这是双胞胎和多胞胎新妈妈的真实写照。由于怀孕期间，在孕妈妈有限的子宫空间内，要孕育2个宝宝，所有的营养成分都要2个宝宝共享，而且双胞胎宝宝常常都不能足月分娩，在个子、体重等方面，双胞胎宝宝都要比单胎宝宝弱一些。但新手爸妈不用担心，只要喂养得好，以后宝宝的身体也会很强壮。

双胞胎的胃容量小，消化能力差，宜采用少量多餐的喂养方法。双胞胎出生后12个小时之内，就应喂哺浓度为50%糖水25~50克。这是因为双胞胎宝宝体内不像单胎足月儿有那么多的糖原贮备，饥饿时间过长会发生低血糖。

第2个12小时内可喂1~3次母乳，母乳喂养的双胞胎宝宝需要按需哺乳。体重不足1500克的双胞胎宝宝，每2小时喂奶1次，每24小时喂12次；体重1500~2000克的新生儿，夜间可减少2次，每24小时喂10次；体重2000克以上的新生儿，每24小时喂8次，3小时1次。这种喂哺法，是因为双胞胎宝宝个子小，热量散失多，热量需求量比相同体重的单胎足月宝宝高。

在双胞胎宝宝出生的第2周起应补充菜汁、鲜橘汁、钙片、鱼肝油等，从第5周起应增添含铁丰富的食物。但一次喂入量不宜多，以免引起消化不良。此外，双胞胎宝宝在喂养上应及时补充铁剂。

另外，婴儿用品店里有许多专供双胞胎、多胞胎使用的婴儿车、婴儿床、摇篮等，一是方便，二是可以让双胞胎和多胞胎宝宝从小培养起亲密无间的亲情，新妈妈不妨给宝宝准备一下。

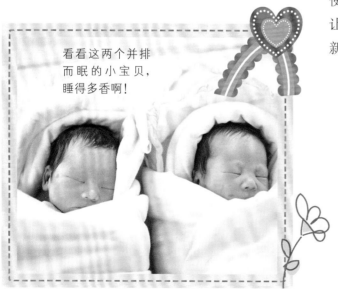

看看这两个并排而眠的小宝贝，睡得多香啊！

## 早产宝宝

一般来说，怀孕未满 37 周出生的宝宝称为早产儿。与足月儿相比，早产儿发育尚未成熟，体重多在 2500 克以下，即使体重超过 2500 克，器官、组织的发育也不如足月儿成熟。

所以新妈妈要付出更多的精力和耐心来照顾早产儿，给早到的天使更多的关爱。为了更好地照顾早产儿，父母要采取以下措施：

**1** 注意给新生儿保温。注意室内温度，因为早产儿体内调节温度的机制尚未完善，没有足够的皮下脂肪为他保温，失热很快，因此保温十分重要。室温要控制在 25~27℃，每 4~6 小时测体温一次，保持体温恒定在 36~37℃。

**2** 宜母乳喂养。最好喂食母乳，尤其是初乳。初乳中含各种人体必需的元素，蛋白质、脂肪酸、抗体的含量都高，正好适合快速生长的早产儿。如母乳不足，可采用早产儿配方奶粉。

需要注意的是，早产宝宝吃奶时，容易发生吐奶和呛咳，这是因为早产宝宝呼吸系统发育不完善，与运动系统不协调的缘故。所以，新妈妈在喂奶时最好使宝宝处于半卧位，如果发现溢奶，立即将宝宝俯卧或侧卧，让口中的奶水流出来。

此外，早产宝宝吃奶速度也比较慢，新妈妈喂奶也一定要有耐心。

**3** 谨防感染。早产儿室避免闲杂人员入内。接触早产儿的任何人（包括妈妈和医护人员）须洗净手。接触宝宝时，大人的手应是暖和的，此时不要随意亲吻、触摸。妈妈或陪护人员若感冒要戴口罩，如有腹泻则务必勤洗手，或调换人员进行护理。

## 巨大儿

胎儿体重超过 4500 克，临床称为巨大儿。巨大儿除了给妈妈分娩带来困难外，其出生后体质往往"外强中干"，身体抗病能力弱。不过，产下巨大儿，新妈妈不要太过担心，做好宝宝的护理工作一样可以使宝宝健康可爱。

生下巨大儿的新妈妈常患有糖尿病，此时的宝宝最好采用人工喂养，以防妈妈服降糖药通过乳汁影响婴儿。如果妈妈身体健康，那么就要保持心情愉快，保持乳汁的质和量，以供给宝宝享用。

体重稍重的宝宝在食量上比体重正常的宝宝也稍大一些，新爸妈在喂养宝宝时，不必刻意减少宝宝的食量，但也不能过度喂养，以免宝宝体重增长过快，不利健康。

新手爸妈可观察宝宝，如果宝宝骨骼肌肉很结实，那么喂养量应以宝宝体重与正常体重的折中数计算，如刚出生的体重正常宝宝每次饮奶 30 毫升左右，大宝宝饮 50 毫升左右也是合理的，但如果超过了 60 毫升，就不利于宝宝健康了。

当然新手爸妈也可以咨询医生后，给宝宝订制合理喂养方法。

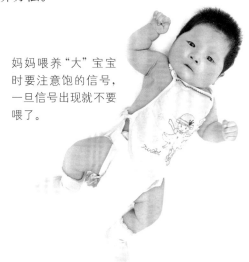

妈妈喂养"大"宝宝时要注意饱的信号，一旦信号出现就不要喂了。

# 喂养，宝宝健康第一步

我在怀孕期间上过免费的月嫂培训，知道宝宝最开始的胃只有一颗玻璃珠大，所以哭闹不是饿的，也知道多次频繁给宝宝吸奶对开奶的重要性，所以虽然是剖宫产，我不到 36 小时就下奶了。宝宝纯母乳喂养的，现在 5 个多月了，很健康。

所以，我想告诉新妈妈，不管是顺产还是剖宫产，宝宝第一口奶最好还是喂母乳。不用担心没奶水，也不用担心不够，宝宝频繁吸奶对开奶很有帮助。

——新妈妈 琛妈

# 母乳喂养，给宝宝 37℃的母爱

　　世上没有一间工厂能像妈妈一样可以生产出这么营养、这么适合宝宝喝的乳汁，妈妈的乳汁含有丰富的蛋白质、维生素、矿物质、免疫因子等。爱宝宝，就坚持给他喂母乳。

## 母乳是宝宝最好的食物

　　俗话说金水水，银水水，不如妈妈的奶水水，母乳含有宝宝所需的全部营养。母乳中的蛋白质与矿物质含量虽不如牛乳，却能调和成利于吸收的比例，使宝宝得到营养的同时，不会增加消化及排泄的负担。母乳中也有良好的脂肪酸比例、足够的氨基酸及乳糖等物质，对宝宝大脑发育有促进作用。母乳中有丰富的免疫抗体，可以让 6 个月之前的宝宝有效预防麻疹、风疹等病毒的侵袭，以及哮喘等过敏性疾病等。

## 分娩后半小时就可开奶

　　新妈妈尽早让宝宝尝到甘甜的乳汁，能使宝宝得到更多的母爱和温暖，减少宝宝来到新世界的不适感。一般情况下，若分娩时妈妈、宝宝一切正常，分娩 0.5~2 小时后就可以开奶。因此，建议产后半小时内开始哺乳。

　　及早开奶有利于母乳分泌，不仅能增加泌乳量，而且还可以促进奶管通畅，防止奶胀及乳腺炎的发生。新生宝宝也可通过吸吮和吞咽促进肠蠕动及胎便的排出。早喂奶还能及早建立起亲子感情，让母子关系更融洽。

　　刚刚开奶时，新妈妈的乳房可能还没有产生足够的乳汁，宝宝吸吮力量弱，吃起来很用力，也可能宝宝吸了好几口，都没有听到咕咚咕咚的吞咽声，甚至还会哭。此时新妈妈不要着急，即使少，也要让宝宝多吸。宝宝的吸吮会刺激乳汁分泌。

## 按需哺乳，是宝宝最大的快乐

　　母乳喂养宝宝时，不必过于拘泥于书本或专家的建议，如要隔几个小时才能吃，每次吃多长时间等，只要按需哺乳即可。按需哺乳可以使宝宝获得充足的乳汁，并且能有效地刺激泌乳。同时，宝宝的需要能及时得到满足，会激发宝宝身体和心理上的快感，这种最基本的快乐就是宝宝最大的快乐。

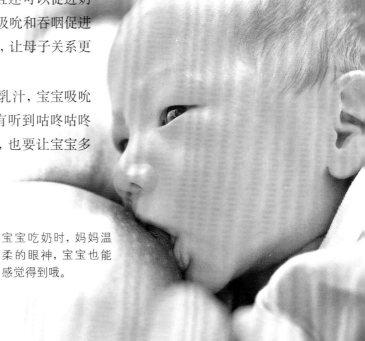

宝宝吃奶时，妈妈温柔的眼神，宝宝也能感觉得到哦。

## 找到最舒服的哺乳姿势

当妈妈怀抱着温暖的小人儿，心中千丝万缕的母爱化作香甜濡热的乳汁奔涌而出，感受着宝宝急促的吸吮、听着他响亮的吞咽、看着他的小脸因为这样贴近妈妈而流露出无比舒适幸福的表情，那美妙的哺乳时刻，令人难忘！那么，什么才是最舒服的哺乳姿势呢？

妈妈坐舒服：全身肌肉要放松，腰后、肘下、怀中要垫好枕头。如果坐在椅子上，踩只脚凳，将膝盖提高。如果坐在床上，就用枕头垫在膝盖下。不要前倾身体将奶头送进宝宝嘴里，而是利用枕头将宝宝抱到你胸前。

宝宝躺舒服：宝宝横躺在妈妈怀里，整个身体对着妈妈的身体，脸对着妈妈的乳房。宝宝的头应该枕在妈妈的前臂或者肘窝里，妈妈用前臂托住宝宝的背，用手托住宝宝的屁股或腿。

正确哺乳：鼓励宝宝正确地衔住乳房，宝宝吸吮的应该是妈妈的乳晕。

## 怎么知道宝宝是不是吃饱了

母乳喂养的宝宝每天能吃多少奶、是否吃饱了，妈妈常常心中没底。单纯从宝宝吃奶时间的长短来判断是否吃饱了是不可靠的。那怎样才能知道宝宝是不是吃饱了呢？可从妈妈和宝宝两方面来判断。

从妈妈乳房的感觉看，哺喂前乳房比较丰满，哺喂后乳房较柔软，妈妈有下乳的感觉。

从宝宝的情况看，能够听到连续几次到十几次的吞咽声；两次哺喂间隔期内，宝宝安静而满足。吃饱后的宝宝可安静地睡两三个小时或玩耍一会儿。倘若宝宝没吃饱，常表现为哭闹、烦躁、吸吮指头和异物、渴望妈妈的拥抱等。

除此之外，还可以观察宝宝的大小便。吃母乳的宝宝一般每天大便 3 次左右；人工喂养的宝宝，每天大便 2 次左右，金黄色，呈糊状。如果没吃饱，大便次数就会减少。

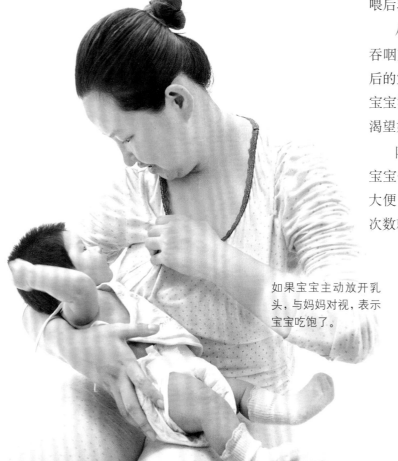

如果宝宝主动放开乳头，与妈妈对视，表示宝宝吃饱了。

## 母乳不足怎么办

宝宝吸吮越多，妈妈产生的奶水越多。妈妈奶水不足时，可在一天之内坚持喂宝宝 12 次以上。如果有条件，安排几天时间，让宝宝不离开自己，一有机会就喂奶，这样坚持三天，奶水量会明显增多。

喂完一边乳房，如果宝宝哭闹不停，不要急着给奶粉，而是换一边继续喂。一次喂奶可以让宝宝交替吸吮左右侧乳房数次。

如果已经采取混合喂养方式喂养宝宝，应逐渐减少喂奶粉的次数，而且一次喂奶不要先喂母乳，再喂奶粉，而是在确认母乳不足的情况下，另外加一顿奶粉。一定要让宝宝有几次纯粹吃母乳的机会，以慢慢削弱宝宝对奶粉的兴趣。

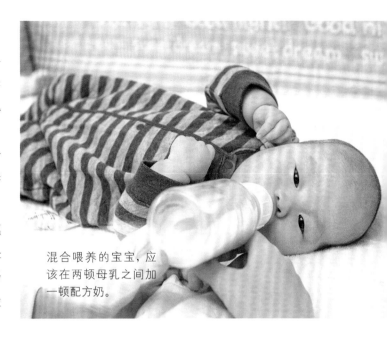

混合喂养的宝宝，应该在两顿母乳之间加一顿配方奶。

## 不要让宝宝含着乳头睡觉

几乎每个新生儿在夜间都会醒来吃奶，整晚睡觉的情况很少见。因为此时宝宝正处于快速生长期，很容易出现饿的情况，如果夜间不给宝宝吃奶，宝宝就会因饥饿而哭闹。由于照顾了宝宝一天的妈妈很累，晚上在半睡半醒间给宝宝喂奶很容易发生意外，因此需要特别注意。

宝宝含着乳头睡觉，既影响宝宝睡眠，也不易养成良好的吃奶习惯，而且堵着鼻子容易造成窒息，也有可能导致乳头皲裂。

新妈妈晚上喂奶最好坐起来抱着宝宝哺乳，结束后，再将宝宝安置好，入睡。如果宝宝不睡，妈妈可以抱起宝宝在房间内走动，也可以让宝宝听妈妈心脏跳动的声音，或者是哼着小调让宝宝快速进入梦乡。

## 母乳喂养的宝宝需要喝水吗

母乳喂养的宝宝一般不需要喝水，这是因为母乳中含有充足的水分，已满足宝宝的需要了。不过，如果天气干燥，看到宝宝的嘴唇发干，或者听到宝宝哭声哑哑的，表明宝宝需要补水，可在两次母乳间隔中用小勺喂两勺水。此外，如果是喝配方奶的新生儿，最好在两次喂哺之间加点水。

给宝宝喂水要注意，新生宝宝不宜饮用带味道的水，果汁或者糖水等都不宜，最好的饮料是温的白开水。水的温度应该与配方奶温度相同，新手爸妈可先滴在手腕内侧，以感觉不到温度为宜。

另外，给新生宝宝补水要适量，每天 2~4 小勺就够了，不必过多。

# 人工喂养，也有大学问

　　如果新妈妈因特殊原因不能喂哺宝宝时，可选用代乳品喂养宝宝。但是如果新妈妈因为乳汁少或其他人为因素想放弃母乳喂养，那就非常不应该，新妈妈绝不能剥夺宝宝吃母乳的权利！

## 不宜母乳喂养的情况

　　虽然母乳喂养对母子双方都有益，但在有些情况下，如妈妈有以下疾病时，为了宝宝的身体健康，不能进行母乳喂养：

　　✔传染性疾病。如流行性感冒急发期等。

　　✔代谢疾病：甲状腺功能亢进、甲状腺功能减退、糖尿病。

　　✔肾脏疾患：肾炎、肾病。

　　✔心脏病：风湿性心脏病、先天性心脏病、心脏功能低下。

　　✔其他类疾病：服用哺乳期禁忌药物、急性或严重感染性疾病、乳头疾病、孕期或产后有严重并发症、红斑狼疮、精神疾病、做过隆胸手术等。

　　此时则需要用配方奶粉人工喂养。

## 冲调配方奶的步骤和方法

　　有些新妈妈可能不得不选用配方奶喂养宝宝，那么如何正确地冲调配方奶呢？

　　一般冲调奶粉的水温控制在 40~60℃。不同品牌的奶粉会有不同的要求。准备冲调配方奶前，应阅读配方奶包装上的说明，看看需要用多少水和几勺奶粉。

　　冲调配方奶时，一定要先倒水，这样才能保证比例精确。如果先放奶粉，水和奶粉的比例就不对了，冲好的奶会太浓。

　　下面通过图示介绍冲调配方奶的步骤：

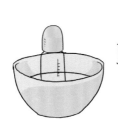 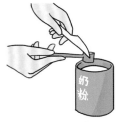 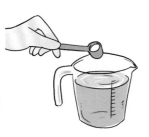 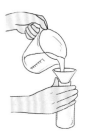 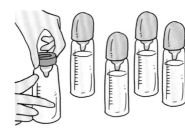

❶ 奶瓶先预热消毒。

❷ 用小匙舀出奶粉，再用刀背把奶粉刮平，不要压。

❸ 用量杯测量温水量，把量取好的奶粉放进去。

❹ 用漏斗把充好的奶倒进已经预热好的奶瓶里。

❺ 如果宝宝不是立即饮用，应把奶瓶的奶嘴倒放在瓶内。

## 不能母乳喂养也不要着急

有的时候，由于各种原因，不得不放弃母乳喂养宝宝，妈妈不要为此感到遗憾，也不要心存内疚。出生在现代的宝宝是很幸运的，尽管不能吃妈妈的奶，但还有配方奶，一样能让宝宝健康成长。进行人工喂养，应该注意调配奶粉的浓度。刚出生的宝宝，消化功能弱，不能消化浓度较高的奶粉。

## 如何选择配方奶

市场上琳琅满目的配方奶让新妈妈很是纠结，不知道该选择哪一种。其实，只要是国家正规厂家生产、销售的奶粉，适合新生儿阶段的配方奶都可以选用。但在选用时需看清生产日期、保质期、保存方法、厂家地址、电话、调配方法等。最好选择知名品牌、销售量大的奶粉。如果宝宝对动物蛋白有过敏反应，那么妈妈应选择全植物蛋白的婴幼儿配方奶粉。

选择配方奶时，也可以一看二闻三摸四冲调。优质的配方奶看起来白色略带淡黄色，闻起来是好闻的、淡淡的乳香，摸起来松散柔软，冲调后静置片刻，既不会产生沉淀，表面也没有悬浮物，只有这样的配方奶粉才是好的。新手爸妈要仔细选择。

再次强调，除非特殊情况，最好坚持母乳喂养。

新生宝宝奶瓶宜选用玻璃材质。

## 奶瓶和奶嘴的挑选

面对货架上各式各样的奶瓶，形式各异的奶嘴，父母有时真是非常困惑，不知道该如何选择。其实只要选择有"道"，找符合新生儿的就够了。

### ▶奶瓶的选择

奶瓶从制作材料上分主要有两种——PC制和玻璃制的。玻璃奶瓶更适合新生儿阶段，由妈妈拿着喂宝宝。形状最好选择圆形，因为新生儿时期，宝宝吃奶、喝水主要是靠妈妈喂，圆形奶瓶内颈平滑，里面的液体流动顺畅，适合新生儿期使用。

### ▶奶嘴的选择

奶嘴有橡胶和硅胶两种。相对来说，硅胶奶嘴没有橡胶的异味，容易被宝宝接纳，且不易老化，有抗热、抗腐蚀性。宝宝吸奶时间应在10~15分钟，太长或过短都不利于宝宝口腔的正常发育，圆孔S号最适合尚不能控制奶量的新生儿用。

需要注意的是，为宝宝购买奶瓶、奶嘴时，最好到正规商场或渠道购买，并注意看厂家的商标和说明书，为宝宝选择有信誉、有保证的产品。

## 奶具的消毒处理

出生后的新生宝宝有一定的免疫力，但对细菌的抵抗力还很弱，因此要特别注意奶具的消毒。尤其是在夏季，奶瓶每天要用沸水消毒一次，不要使用消毒液和洗碗液。消完毒一定要烘干或擦干，不要带水放置。

有一些新妈妈给宝宝冲奶时，总是先倒点水涮一涮奶瓶，其实这样做并不好。如果奶瓶干爽清洁就没必要再涮；如果有灰尘或污渍，涮也涮不干净，必须重新清洁消毒。

宝宝喝剩下的奶一定要弃掉，奶瓶洗净消毒烘干或擦干，罩在洁净的盖布下以备用，不要暴露在外以防落入灰尘。

新手爸妈在给宝宝奶具消毒时，要将奶具先洗净，再放到沸水中煮 10 分钟，然后取出擦干。家人在给宝宝冲调奶粉前，也宜先洗手，再取奶具，并尽量不要用手接触奶瓶内部和奶嘴，以免污染。

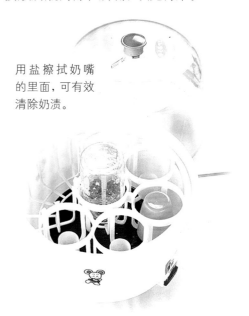

用盐擦拭奶嘴的里面，可有效清除奶渍。

## 宝宝不认奶嘴怎么办

在喂宝宝母乳的同时，往往没有料到让他接受奶嘴也会是一件难事。宝宝不认奶嘴一般主要有 2 个原因：

母乳喂养的宝宝不喜欢吃奶嘴。这是最常见的原因，大多数母乳喂养的宝宝都会碰到这样的问题。

不喜欢奶粉的味道。宝宝虽小，也有自己的口味，他可能不喜欢这个奶粉的味道，换其他奶粉试试看。

宝宝不认奶嘴最好还是继续母乳喂养，或者给宝宝选择他喜欢接受的奶粉。

## 警惕！奶瓶刻度是否准确

对于奶瓶上刻度数的准确性，绝大多数妈妈都深信不疑。其实，就是这个常常让人忽略的刻度数，可能会给宝宝的健康带来重要的影响。

市场上的奶瓶多为 80 毫升、120 毫升、160 毫升、200 毫升、240 毫升等几种容量，奶瓶上标注容积刻度，便于父母掌握宝宝的进食量，有利于宝宝的健康成长。但是一些市售奶瓶的刻度并不是标准刻度，这要引起妈妈的注意。大多数选择替代乳品如配方奶粉的宝宝，主要靠奶粉提供全部营养，如果冲调奶粉时以奶瓶上的错误刻度为准，时间一长，势必对宝宝的健康不利。

任何 1 个奶瓶，在用之前，新手爸妈宜先用量杯测量一下奶瓶刻度是否有误差，了解误差后，以后给宝宝冲调奶粉时，心中就有数了。

# 混合喂养不是奶粉和母乳一起喝

有些新妈妈由于母乳分泌不足或因其他原因不能完全母乳喂养时，可选择母乳和代乳品混合喂养的方式，但应注意妈妈不要因母乳不足而放弃母乳喂养，至少坚持母乳喂养宝宝 6 个月后再完全使用代乳品。

## 一次只喂一种奶

很多新妈妈误以为混合喂养就是每次先吃母乳再吃配方奶，这是不对的。应当一次只喂一种奶，吃母乳就吃母乳，吃配方奶就吃配方奶。不要先吃母乳，不够了，再换奶粉。这样不利于宝宝消化，容易使宝宝对乳头产生错觉，可能引发宝宝厌食奶粉，拒用奶瓶喝奶。新妈妈要充分利用有限的母乳，尽量多喂宝宝母乳。母乳是越吸越多，如果妈妈认为母乳不足，而减少喂母乳的次数，会使母乳分泌越来越少。

## 吃完母乳后再添加多少配方奶合适

混合喂养的宝宝添加多少配方奶才合适？这可难坏了新妈妈。新妈妈可以先从少量开始添加，然后观察宝宝的反应。如果宝宝吃后不入睡或不到 1 小时就醒，张口找乳头甚至哭闹，说明他还没吃饱，可以再适当增加量。以此类推，直到宝宝吃奶后能安静或持续睡眠 1 小时以上。

由于每个宝宝的需要不尽相同，所以父母只有通过仔细观察和不断尝试，才能了解自己宝宝真正的需要量。

此外，新手爸妈也可以通过宝宝体重增长数值来看宝宝是否吃饱了。如果 6 个月内宝宝每月体重增长超过 500 克，说明喂养量已能满足其生长需要。

需要注意的是，新手爸妈一定要在母乳完全喂完之后，宝宝睡后醒来，再哺喂配方奶粉。

## 千万不要放弃母乳喂养

混合喂养最容易发生的情况就是放弃母乳喂养。新妈妈一定要坚持给宝宝喂奶。有的新妈妈奶下得比较晚，但随着产后身体的恢复，乳量可能会不断增加。如果放弃了，就等于放弃了宝宝吃母乳的权利，希望妈妈们能够尽最大的努力用自己的乳汁哺育可爱的宝宝。

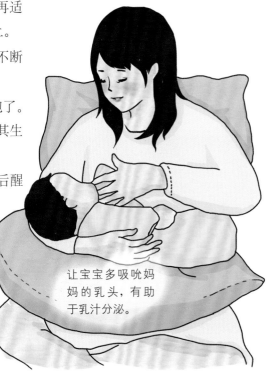

让宝宝多吸吮妈妈的乳头，有助于乳汁分泌。

# 附录

# 产后瘦身操

## ▶ 盆底运动

这套运动有利于增强盆底肌，帮助盆底组织的恢复，可每天做 4~6 次。骨盆一旦恢复得很好，新妈妈腰腹部就会显得纤细，重获性感的腰部曲线。

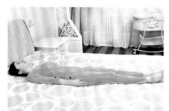 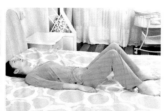 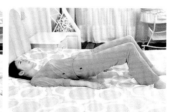 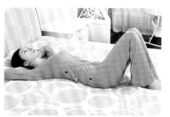

① 仰卧，双腿、双手自然平放，匀速呼吸，保持 15 秒。

② 双膝弯曲，张开与肩同宽，保持 15 秒。

③ 用力将臀部抬离床面，并紧缩肛门，保持 10 秒。

④ 放下臀部，双手放于脑后，放松，调整呼吸。

## ▶ 手臂减肥操

手臂运动可以拉伸背部、胸部肌肉，缓解新妈妈背部、肩部疼痛，每天做两遍，还能重塑手臂线条，让新妈妈重现纤细的手臂。

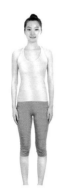 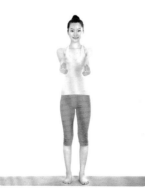 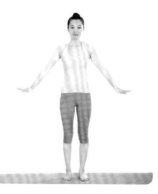 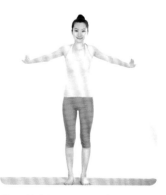

① 站立姿势，双脚分开半个肩宽，双臂放松，垂于体侧。

② 双臂向左右两侧水平抬起，双掌竖起，掌心向外。

③ 整条手臂往前画圆30次，注意动作宜慢。

④ 手臂还原，再往后画圆30 次。

### ▶ 虎式瑜伽

　　虎式瑜伽是产后新妈妈较适宜练习的一种瑜伽方式，不仅能使脊柱更灵活，缓解腰背部酸痛感，还能强壮脊柱神经和坐骨神经，减少髋部和大腿的脂肪，同时可以塑造臀部和背部线条。

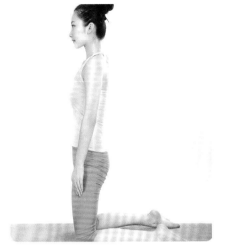

❶ 双膝跪地与肩同宽，小腿和脚背尽量贴在地面上，大腿与小腿成 90°。

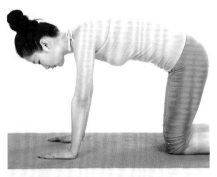

❷ 俯身向前，手掌着地，指尖向前，手臂垂直地面，脊椎与地面平行。

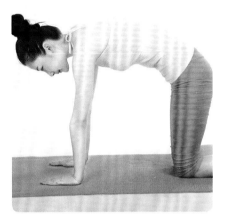

❸ 吸气，脊椎下沉，形成一条向下的弧线。

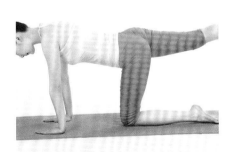

❹ 抬腿，在身体后侧笔直伸展，不可摆向侧面。同时抬头，抬高下巴，伸展颈部。

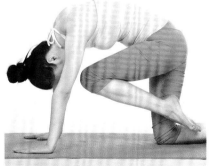

❺ 呼气，腿收回，膝盖向头部靠近，抬起脊椎成拱形。

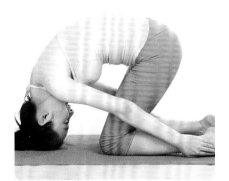

❻ 同时低头，收回下颌，膝盖尽量靠近下颌。

**图书在版编目 (CIP) 数据**

怀孕坐月子百科 / 王琪主编 . -- 南京：江苏凤凰科学技术出版社 , 2015.8
（汉竹·亲亲乐读系列）
ISBN 978-7-5537-4501-5

Ⅰ . ①怀… Ⅱ . ①王… Ⅲ . ①妊娠期－妇幼保健－基本知识②产褥期－妇幼保健－基本知识 Ⅳ . ① R715.3 ② R714.6

中国版本图书馆 CIP 数据核字 (2015) 第 091641 号

中国健康生活图书实力品牌

**怀孕坐月子百科**

| 主　　　编 | 王　琪 | | |
|---|---|---|---|
| 编　　著 | 汉竹 | | |
| 责 任 编 辑 | 刘玉锋 | 张晓凤 | |
| 特 邀 编 辑 | 曹　静 | 张　瑜 | 张　欢 |
| 责 任 校 对 | 郝慧华 | | |
| 责 任 监 制 | 曹叶平 | 方　晨 | |

| 出 版 发 行 | 凤凰出版传媒股份有限公司 |
|---|---|
| | 江苏凤凰科学技术出版社 |
| 出版社地址 | 南京市湖南路 1 号 A 楼，邮编：210009 |
| 出版社网址 | http://www.pspress.cn |
| 经　　销 | 凤凰出版传媒股份有限公司 |
| 印　　刷 | 南京精艺印刷有限公司 |

| 开　　本 | 720mm×868mm　 1/12 |
|---|---|
| 印　　张 | 18 |
| 字　　数 | 200 千字 |
| 版　　次 | 2015 年 8 月第 1 版 |
| 印　　次 | 2015 年 8 月第 1 次印刷 |

| 标 准 书 号 | ISBN 978-7-5537-4501-5 |
|---|---|
| 定　　价 | 49.80 元 |

图书如有印装质量问题，可向我社出版科调换。